PraxisWissen

Menschen mit Demenz begleiten

Psychiatrie Verlag

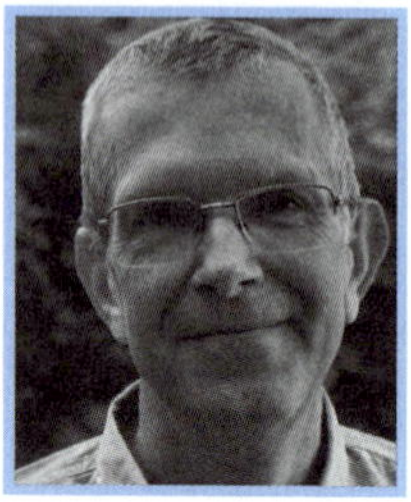

GÜNTHER SCHWARZ, Jahrgang 1958, Studium der Psychologie. Mitbegründer mehrerer Projekte und Einrichtungen zur Betreuung Demenzkranker in Baden-Württemberg. Heute in der »Fachberatung Demenz« der Evangelischen Gesellschaft in Stuttgart tätig. Autor mehrerer Bücher.

PraxisWissen

Günther Schwarz

Menschen mit Demenz begleiten

Psychiatrie Verlag

Die Reihe **Praxis**Wissen wird herausgegeben von:
Michaela Amering, Andreas Bechdolf, Michael Eink,
Caroline Gurtner, Klaus Obert und Tobias Teismann

Günther Schwarz
Menschen mit Demenz begleiten
PraxisWissen 12
1. Auflage 2021
ISBN 978-3-96605-156-9
ISBN E-Book (PDF) 978-3-96605-157-6
ISBN E-Book (EPUB) 978-3-96605-158-3

Bibliografische Information der Deutschen Nationalbibliothek
Die Deutsche Nationalbibliothek verzeichnet diese Publikation
in der Deutschen Nationalbibliografie; detaillierte bibliografische Daten
sind im Internet über http: //dnb.d-db.de abrufbar.

Lektorat: Uwe Britten, Eisenach
Umschlagkonzeption und -gestaltung: studio goe, Düsseldorf,
unter Verwendung eines Fotos von Andrii Tokarchuk/istockphoto.com
Typografiekonzeption und Satz: Iga Bielejec, Nierstein
Druck und Bindung: Westermann Druck Zwickau

Vergessen ist grundmenschlich – Vorwort

Die Begegnung mit einem demenzkranken Menschen löst unterschiedliche Reaktionen in uns aus. Das können Ängste sein, einmal selbst an einer Demenz zu erkranken, Mitgefühl, Unsicherheiten im Umgang mit dem Erkrankten oder auch Ablehnung und Distanzierung. In unserer intellektuell geprägten Gesellschaft gehört der Verlust geistiger Fähigkeiten zu den schwersten Beeinträchtigungen, die wir uns vorstellen können. Dass auch demenzkranke Menschen über Lebensqualität verfügen können und wie Andere auch Glück, Liebe, Harmonie und Zufriedenheit erleben, ist für viele zunächst kaum vorstellbar.

Tatsächlich bringt eine Demenzerkrankung hohe Belastungen für die Betroffenen selbst, aber auch für ihre Angehörigen mit sich. Und doch: Je mehr Verständnis für die Kranken und ihre Beeinträchtigungen entsteht und je mehr geeignete Lebensräume und Betreuungsformen für Betroffene geschaffen werden, desto mehr ist ein »Leben mit Demenz« möglich.

Menschen mit einer Demenz begegnen uns oft sehr gefühlvoll, natürlich und authentisch. Wir können im Kontakt mit ihnen unsere eigene Emotionalität auf lebendige Weise einbringen und können durch ihre unverfälschten Reaktionen auch viel über uns selbst erfahren. Demenzkranke Menschen sind oft reich an Erinnerungen und Erfahrungen, die ihnen teilweise so präsent sind, dass wir den Eindruck haben, mit ihnen eine Zeitreise in die Vergangenheit zu unternehmen. Der Kontakt mit ihnen eröffnet uns Einblicke, die uns sonst verborgen bleiben können.

Mehr als eineinhalb Millionen Menschen sind in Deutschland von einer Demenzerkrankung betroffen, jeder Fünfte derjenigen, die älter als achtzig Jahre sind. Demenzerkrankungen bleiben eine große Herausforderung für unsere Gesellschaft. Jeder Mensch kann im Lauf seines Lebens an einer Demenz erkranken. Aufgrund der demografischen Entwicklung wird die Zahl der Betroffenen weiter steigen.

Für die Betreuung der Erkrankten brauchen wir vor allem Einfühlungsvermögen, Akzeptanz und Wissen über die Krankheit.

Dieses Buch soll vorrangig dazu dienen, Mitarbeiterinnen und Mitarbeiter in psychosozialen und psychiatrischen Diensten, interessierte Pflegekräfte sowie ehrenamtlich Tätige, aber auch betroffene Angehörige mit dem Umgang mit demenzkranken Menschen vertraut zu machen und praxisnah Anregungen für die Betreuung, Begleitung und Beratung zu geben.

Im Vordergrund steht dabei, wie das Leben für Betroffene und ihre Angehörigen möglichst lebenswert und erfüllend gestaltet werden kann und wie Belastungen und Konflikte vermindert werden können.

Wichtig für uns Helfende ist, dass wir bei der Arbeit auch an uns selbst denken. Wo Nähe und Beziehung eine große Bedeutung haben, braucht es einen achtsamen Umgang mit sich selbst sowie mit den eigenen Ressourcen und inneren Kraftquellen. Daher will das Buch immer wieder ansprechen, was Helfer an Unterstützung, Erleichterung, Selbstsorge oder auch Fürsorge benötigen. Die Betreuung demenzkranker Menschen erfordert ein gewisses Maß an Bescheidenheit und Demut. Bescheidenheit brauchen wir, um auch kleine Erfolge und Glücksmomente in der Begegnung wertschätzen zu können. Demut, um trotz des Engagements und des beständigen Einsatzes das Fortschreiten der Erkrankung anzunehmen. Fehler und Fehleinschätzungen sind bei der Betreuung unvermeidbar. Die Bereitschaft, Fehler zu machen, ermöglicht es uns, zu lernen und uns unvoreingenommen auf jeden einzelnen demenzkranken Menschen einzulassen. Fehler zeigen uns zugleich immer wieder auch unsere eigenen Begrenztheiten und bringen uns damit auf eine Ebene mit demenzkranken Menschen, auf der wir partnerschaftlich und auf Augenhöhe miteinander umgehen können. Das Buch will Mut machen, Neues auszuprobieren. Es will vor allem wichtige Grundlagen auf verständliche Weise vermitteln.

Bedanken möchte ich mich bei den Familien und den demenzkranken Menschen, die ich bis heute kennenlernen durfte. Durch die Begegnungen mit ihnen ist dieses Buch möglich geworden. Ebenso bedanke ich mich für Unterstützung bei meiner Frau, bei vielen Kolleginnen und Kollegen und bei unserem großen Kreis ehrenamtlich Tätiger, die Demenzkranke betreuen.

Günther Schwarz

Grundlagen

Häufigkeit von Demenzerkrankungen

In Deutschland sind derzeit etwa 1,6 Millionen Menschen von einer Demenzerkrankung betroffen. Das Erkrankungsrisiko nimmt zu, je älter wir werden. Von einer bereits klar zu diagnostizierenden Demenz sind unter den Sechzig- bis Siebzigjährigen etwa 1–2 Prozent der Menschen betroffen. Zwischen siebzig und achtzig Jahren sind es bereits 5–7 Prozent und zwischen achtzig und neunzig Jahren 15–20 Prozent. Das heißt, fast jeder Fünfte in dieser Altersgruppe leidet an einer demenziellen Erkrankung. Insgesamt sind etwa 1,5 Prozent der Menschen in Deutschland betroffen.

Betrachtet man nur die Gruppe der Betroffenen, so sind derzeit etwa zwei Drittel der Erkrankten über achtzig Jahre alt. Nur etwa 3 Prozent sind jünger als 65 Jahre (rund 20.000 Menschen in Deutschland). In Einzelfällen kann die Krankheit allerdings sogar schon im dreißigsten Lebensjahrzehnt oder auch früher beginnen.

ABBILDUNG 1

Anteil Demenzkranker an den Altersgruppen

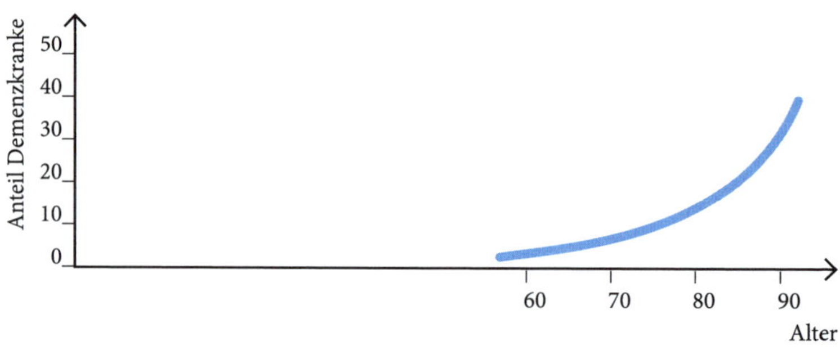

Insgesamt werden derzeit 60–70 Prozent der Betroffenen zu Hause betreut. Zwischen 30 und 40 Prozent leben in stationären Pflegeeinrichtungen. Etwa zwei Drittel aller Demenzerkrankten ziehen im Lauf der Erkrankung in eine stationäre Pflegeeinrichtung.

Die heutige Altersgruppe der 55- bis 65-Jährigen (»Babyboomer«) wird in den kommenden Jahrzehnten für einen erheblichen Anstieg des Anteils älterer Menschen in unserer Bevölkerung sorgen. Hierdurch wird auch die Zahl an Demenz erkrankter Personen zunehmen. Bis zum Jahr 2050 ist von einer Zunahme um 0,8 bis 1,2 Millionen auszugehen. Fast zwei Drittel der Erkrankten in Deutschland sind Frauen; dies hat beinahe ausschließlich mit der höheren Lebenserwartung von Frauen zu tun.

Formen von Demenzerkrankungen

Je nach Studie und je nach der dabei verwendeten Differenzierung der Krankheitsformen schwanken die Angaben zur relativen Häufigkeit der einzelnen Formen. Zudem leiden Menschen nicht selten an zwei Formen einer Demenzerkrankung gleichzeitig, etwa an der Alzheimer-Krankheit und an einer durchblutungsbedingten Demenz, wodurch sich Überschneidungen in der Zuordnung ergeben. In manchen Fällen ist die diagnostische Zuordnung ohnehin schwierig und hängt von den angewandten Diagnosekriterien ab.

Trotzdem lässt sich sicher sagen, dass 60–70 Prozent aller Demenzkranken, also zwei Drittel der Erkrankten, der Alzheimer-Krankheit zuzuordnen sind. Bei 10–20 Prozent sind Durchblutungsstörungen die Ursache für die fortschreitenden geistigen Beeinträchtigungen (vaskuläre Demenz). Jeweils etwa 5–10 Prozent der Kranken leiden an einer Frontotemporalen Demenz oder einer Lewy-Körperchen-Demenz. Und bei rund 5 Prozent der Betroffenen tritt die Demenz in Zusammenhang mit Morbus Parkinson auf. Die übrigen 5–10 Prozent der Demenzerkrankungen setzen sich aus etwa siebzig zum Teil sehr seltenen Erkrankungsformen und Ursachen zusammen, von denen ein Teil heute jedoch gut behandelbar ist (etwa Demenzen, die durch Funktionsstörungen innerer Organe oder einen Tumor ausgelöst werden).

ABBILDUNG 2

Verteilung der Demenzformen

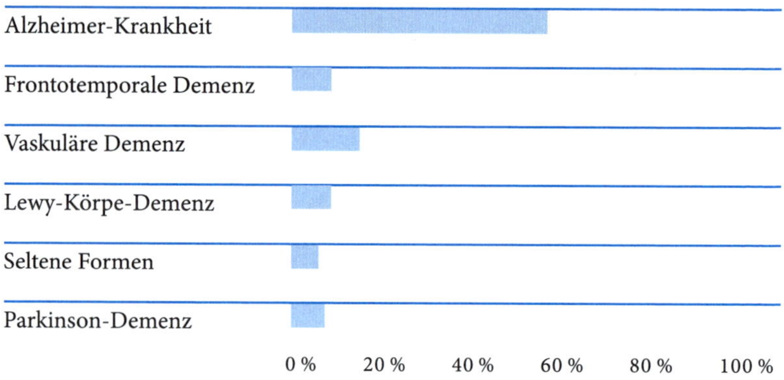

Ursachen, Diagnostik und medizinische Behandlung

Normale geistige Veränderungen im Alter

Viele Veränderungen, die auf eine Demenz hinweisen können, sind anfangs häufig schwer von einer altersgemäß nachlassenden Lern-, Konzentrations- und Aufmerksamkeitsleistung zu unterscheiden. Auch ist eine häufige und durchaus plausible Erklärung für auftretende Vergesslichkeit und andere geistige Leistungseinschränkungen, dass der Betreffende momentan seelisch belastet oder geistig sehr gefordert ist. Tatsächlich kann psychischer Stress zeitweise zu deutlichen geistigen Einschränkungen wie Unkonzentriertheit und Vergesslichkeit führen.

Insbesondere ältere Menschen reagieren oft sehr deutlich auf Stresssituationen, da sie weniger geistige Reserven besitzen, um eine Stresssituation auszugleichen. So kann zum Beispiel ein Orts- und Wohnungswechsel bei einem älteren Menschen zeitweise zu auffallender Desorientiertheit führen. Ebenso kann eine veränderte Lebenssituation etwa nach dem Tod des Partners große geistige Anpassungsleistungen erfordern.

Auch emotionale Belastungen wie eine starke Trauerreaktion können zu geistigen Einschränkungen in der Art führen, dass die Gedanken einseitig nur um ein Thema kreisen und andere Dinge kaum aufgenommen oder schnell wieder vergessen werden. Bei einer ausgeprägten Depression können als Begleitsymptomatik eine erhebliche Verlangsamung im Denken und eine hohe Unkonzentriertheit auftreten.

Um zu entscheiden, ob bei einer Person seelische Belastungen zu den geistigen Beeinträchtigungen führen oder ob eine beginnende Demenzerkrankung verantwortlich ist, muss der Rat erfahrener und kompetenter Fachleute eingeholt werden.

Das folgende Schaubild zeigt, dass bereits etwa ab einem Alter von 35 Jahren sogenannte »flüssige Intelligenzleistungen« natürlicherweise nachlassen. Das sind vor allem die Konzentration, das Informationsverarbeitungstempo und das Kurzzeitgedächtnis. Das heißt, bei uns allen lassen bestimmte Fähigkeiten mit dem Älterwerden nach. Allerdings kann sich beispielsweise die Wissensmenge bis ins hohe Alter hinein erweitern.

ABBILDUNG 3

Denkleistung im biografischen Verlauf

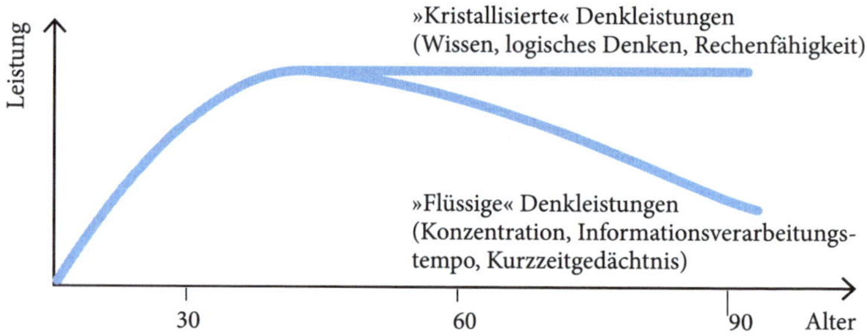

Ursachen der Alzheimer-Krankheit

Man geht heute davon aus, dass es nicht die *eine* Ursache für die Alzheimer-Krankheit gibt; wahrscheinlich existieren viele Faktoren, deren Zusammenwirken eine große Rolle spielt.

Die meisten Menschen (etwa 80 Prozent) besitzen vermutlich Erbfaktoren, die das Auftreten einer Alzheimer-Erkrankung möglich machen. Die Kombination unterschiedlicher genetischer Faktoren führt je nach Häufung und Zusammenwirken dazu, dass einige Menschen ein geringes, andere ein erhöhtes Erkrankungsrisiko in sich tragen. Eine Voraussage ist derzeit noch nicht möglich und das Erkrankungsrisiko wird auch nicht einfach vererbt, sondern ist individuell sehr komplex (individuelle genetische Konstitution). Lediglich in 1–3 Prozent aller Krankheitsfälle wird die Alzheimer-Krankheit durch bestimmte bekannte Genveränderungen autosomal-dominant vererbt. Das bedeutet, dass ein Kind mit fünfzigprozentiger Wahrscheinlichkeit die Genveränderung von einem Elternteil übernimmt und dann mit Sicherheit in einem bestimmten Alter (meist zwischen fünfzig und sechzig) erkrankt. Eine Faustregel besagt: Erst wenn drei Familienmitglieder in direkter Linie (Eltern, Geschwister oder Kinder) von einer eindeutig diagnostizierten Alzheimer-Krankheit betroffen sind oder waren, wird von einem vermutlich erhöhten biologischen Krankheitsrisiko in der Familie ausgegangen.

Umwelteinflüsse bzw. die Lebensgestaltung können das Auftreten einer Alzheimer-Erkrankung in gewissen Grenzen ebenfalls beeinflussen oder zumindest den Zeitpunkt des Krankheitsbeginns um einige Jahre vorziehen oder nach hinten verschieben.

Ungünstig wirken sich vermutlich starkes Rauchen, übermäßiger Alkoholkonsum, dauerhafte geistige Unterforderung, zurückliegende schwere Hirnschädigungen, Bluthochdruck und eventuell auch anhaltender psychischer Stress und Schlafmangel sowie eine Depression aus.

Der wichtigste allgemeine Risikofaktor für die Alzheimer-Krankheit ist und bleibt das Alter. Je älter wir werden, desto höher wird auch das Risiko, an Alzheimer zu erkranken.

Eine wirksame Vorbeugung gibt es bisher nicht. Es wird jedoch vermutet – unter anderem durch retrospektive Studien, die allerdings in ihrer Aussagekraft vorsichtig beurteilt werden sollten –, dass die folgenden Faktoren Einfluss auf das individuelle Krankheitsrisiko haben oder den Beginn einer Erkrankung um einige Jahre hinauszögern:

- geistige Beweglichkeit,
- vitaminreiche und gesunde (etwa mediterrane) Ernährung,
- körperliche Bewegung.

Molekularbiologische und biochemische Veränderungen

Bei der Alzheimer-Krankheit treten Veränderungen in den Nervenzellen des Gehirns wie auch an deren Verbindungsstellen (Synapsen) sowie in der Umgebung der Zellen auf. Diese Veränderungen führen zu zunehmenden Funktionseinschränkungen und schließlich zum vollständigen Niedergang der Nervenzellen. Diese Schädigung geht im Wesentlichen von veränderten köpereigenen Eiweißstoffen aus, den sogenannten Beta-Amyloid-Proteinen und den Tau-Fibrillen. Diese in übermäßiger Zahl durch eine Fehlsteuerung im natürlichen molekularbiologischen Kreislauf in den Nervenzellen und um sie herum. Die genauen Ursachen für diese Fehlsteuerung sind noch nicht bekannt, obwohl der Entstehungsprozess auf molekularbiologischer Ebene bereits in vielen Teilen nachvollziehbar und beschreibbar ist.

Der Krankheitsprozess beginnt wohl bereits zwanzig bis dreißig Jahre vor dem Auftreten erster deutlicher Krankheitssymptome. Das heißt, die Alzheimer-Krankheit beginnt auf molekularbiologischer Ebene lange bevor die ersten Krankheitszeichen bemerkbar sind. Gesunde Nervenzellen können zunächst den Verlust funktionseingeschränkter Zellen über längere Zeit ausgleichen. Erst wenn im Lauf der Jahre mehr als 30–40 Prozent aller Nervenzellen stark geschädigt sind, gelingt dieser Ausgleich nicht mehr und es treten erste Symptome auf.

Diagnostik

Die meisten Menschen gehen am häufigsten zu ihrem Hausarzt. Hausärzte sollten daher in der Lage sein, die Symptome einer Demenzerkrankung frühzeitig zu erkennen. Leider ist dies häufig nicht der Fall, da es schwierig ist, im Rahmen eines üblichen kurzen Gesprächskontakts frühzeitig auf eine Demenzerkrankung aufmerksam zu werden. Ein demenzkranker Mensch kann im Rahmen eines zehnminütigen Kontakts mit einem Gesprächspartner, der über seine aktuelle Lebenssituation nicht gut informiert ist, sehr kompetent erscheinen. Daher sind es meist Familienangehörige, die als Erste aufmerksam werden.

Die eigentliche Diagnose, das heißt die genaue Abklärung und Feststellung der Form der Demenzerkrankung, ist Aufgabe eines in diesem Bereich kompetenten Facharztes für Neurologie und/oder Psychiatrie. Bei Unsicherheiten sollte man sich an eine »Gedächtnissprechstunde« oder eine »Memoryklinik« wenden, die bereits in vielen größeren Städten – zumeist an psychiatrischen Kliniken – eingerichtet sind.

Von örtlichen Angehörigengruppen und Alzheimer-Gesellschaften sind oft brauchbare Hinweise zu erfahren, welcher örtliche Arzt in Bezug auf Demenzerkrankungen erfahren und kompetent ist. Bei der Diagnose wie auch bei der medikamentösen Behandlung von Demenzerkrankungen können schwerwiegende Fehler gemacht werden, deshalb sollte der Arzt gezielt ausgewählt werden. Gutes Fachwissen in der Diagnose und Behandlung von Demenzerkrankungen ist auch heute noch nicht sehr verbreitet, sodass sich auch psychiatrisch Tätige gezielt informieren und von ihnen betreute Personen wirklich an Fachstellen verwiesen werden sollten.

Um die Alzheimer-Krankheit diagnostizieren zu können, muss ein Ausschlussverfahren angewendet werden. Das heißt, der Reihe nach müssen verschiedene Ursachen für eine Demenz überprüft und ausgeschlossen werden. Die Diagnosesicherheit liegt bei guter Fachkompetenz bei über 95 Prozent. Künftig sollen spezielle Blutuntersuchungen die Diagnose im Frühstadium erleichtern. Durch Untersuchung der Rückenmarksflüssigkeit ist dies heute schon möglich.

Eine gründliche Diagnostik ist in der Praxis zunächst deshalb wichtig, um gut behandelbare und heilbare Demenzerkrankungen (etwa 5 Prozent aller Fälle) rechtzeitig zu erkennen. Behandelbare Beeinträchtigungen der geistigen Leistungsfähigkeit können beispielsweise entstehen durch Schilddrüsenhormonstörungen, Tablettenunverträglichkeiten, Vitamin-B-Mangel, Flüssigkeitsmangel, Blutungen im Gehirn, übermäßige Ansammlung von Hirnwasser (Normaldruckhydrozephalus), gutartige Tumore oder andere Organstörungen. Auch bestimmte Formen einer Depression können einer Alzheimer-Krankheit ähnlich sein.

Eine gründliche und frühzeitige Diagnostik ist aber auch für eine sinnvolle medikamentöse Behandlung unerlässlich. Diagnosestellungen wie »Hirnatrophie«, »Hirnorganisches Psychosyndrom«, »Cerebralsklerose« oder »Altersdemenz« sind keine Diagnosen, sondern unscharfe oder nichtssagende Begriffe.

Zur Diagnostik gehören in jedem Fall ein Blutbild, eine gründliche körperliche Untersuchung (das heißt auch die Untersuchung aller inneren Organe), eine Computer- oder Kernspintomografie des Schädels und, ganz wesentlich, ein ausführliches Gespräch mit dem Patienten und dessen Angehörigen.

Besonders bei leichten geistigen Beeinträchtigungen müssen bei einer Demenzdiagnostik immer auch psychodiagnostische Verfahren zum Einsatz kommen, da durch die technischen Untersuchungsmethoden meist noch keine Veränderungen feststellbar sind. Einfach durchführbar auch durch geschulte Laien ist etwa der »DemTect«. Dieser lässt sich in ca. 15 Minuten durchführen. Wer Interesse an dem Test hat, kann sich an den Buchautor wenden. Als Bestandteil solcher »Screening-Verfahren« ist zudem der Uhrentest bekannt geworden, bei dem auf Anweisung das Zifferblatt und die Zeigerstellung einer Uhr mit einer bestimmten Uhrzeit gezeichnet werden sollen. Der vielfach eingesetzte Mini-Mental-Test (MMSE) ist für die Früherkennung eher ungeeignet, da er wenig sensitiv ist. Das bedeutet, dass der Test eine beginnende Erkrankung oft nicht erkennt. Viele leicht erkrankte Menschen erreichen insbesondere bei hohem Bildungsstand noch gute Testergebnisse. Dieser Test wird heute vor allem eingesetzt, um das geistige Leistungsniveau im Verlauf einer Demenzerkrankung zu beschreiben.

Bei Anzeichen für eine Demenzerkrankung ist eine frühe diagnostische Abklärung durch kompetente Fachleute wichtig.

Bei diagnostischen Unsicherheiten ist die Erstellung eines umfangreicheren neuropsychologischen Profils durch einen erfahrenen Neuropsychologen sinnvoll. Es ermöglicht eine differenzierte Einschätzung kognitiver Fähigkeiten. Kognitive Tests erleben Menschen mit Demenz meist als sehr unangenehm. Die Untersucher brauchen Einfühlungsvermögen und Erfahrung. Auch Ärzte müssen grundsätzlich wertschätzend und einfühlsam mit demenzkranken Menschen umgehen. Tun sie dies nicht, verweigern Erkrankte nicht selten Besuche bei ihnen, da sie befürchten, von ihnen bloßgestellt und missachtet zu werden.

Medikamentöse Behandlung

Menschen mit einer Demenz werden nicht selten unzureichend oder falsch medikamentös behandelt. Gründe hierfür sind meist fehlendes geriatrisches oder gerontopsychiatrisches Fachwissen und Erfahrung.

Es stehen heute eine Reihe von Medikamenten (»Antidementiva«) zur Verfügung, die die geistigen Beeinträchtigungen von Alzheimer-Patienten und zum Teil auch bei anderen Demenzformen lindern und damit die Lebensqualität der Menschen verbessern können. Da die Medikamente bei jedem Erkrankten unterschiedlich wirken können, sind eine sorgsame Auswahl und Erprobung wichtig.

Wer sich über die Antidementiva informieren möchte, kann sich hier einen guten und immer aktuellen Überblick verschaffen: www.deutsche-alzheimer.de, siehe unter »Publikationen« und »Informationsblätter«.

NEBENWIRKUNGEN Mögliche Nebenwirkungen sind Probleme im Magen-Darm-Bereich, die durch eine langsame Dosissteigerung meistens vermeidbar sind. Auch Unruhe oder Müdigkeit können auftreten. Leider ist es bisher nicht möglich, vorauszusagen, bei welchem Patienten welches Medikament gut wirkt und zugleich die geringsten Nebenwirkungen aufweist. Daher muss die Behandlung versuchsweise begonnen werden.

Die Wirkung der Medikamente kann sich unter Umständen erst nach drei Monaten zeigen. Bereits ein unveränderter Zustand der Patientinnen und Patienten über mehrere Monate deutet darauf hin, dass ein Medikament wirkt. Es verhindert über eine gewisse Zeit möglicherweise, dass die Erkrankung fortschreitet.

Die für die frühe bis mittlere Krankheitsphase der Alzheimer-Krankheit von den Kassen zugelassenen und derzeit nach wie vor wirksamsten Medikamente sind die Acetylcholinesterasehemmer (siehe Abbildung 4). Sie können immerhin eine Linderung der Krankheitssymptome bewirken, die einer Verzögerung des Krankheitsverlaufs um ein bis zwei Jahre entspricht. Die bisherigen Erkenntnisse legen nahe, dass sich die Krankheitsdauer (verbleibende Lebenszeit) durch die Medikamente nicht wesentlich verlängert.

Für die mittlere und fortgeschrittene Krankheitsphase ist der Wirkstoff Memantin zugelassen und als wirksam überprüft. Memantin soll neben der geistig aktivierenden Wirkung bei einigen Betroffenen auch ausgleichend auf das soziale Verhalten und positiv auf den Schlaf-Wach-Rhythmus wirken.

In großen Studien konnte gezeigt werden, dass die genannten Wirkstoffe neben der Verbesserung von geistigen Leistungen vor allem auch Alltagsaktivitäten steigern können, etwa selbstständiger zu essen, sich besser ankleiden oder waschen zu können. Sogar der Einzug in ein Pflegeheim lässt sich so um bis zu einem Jahr hinauszögern. In einigen Studien ergaben sich auch klare Entlastungseffekte bei der täglichen Pflegezeit, die die Angehörigen zur Versorgung der Kranken aufbringen.

Es konnte zudem gezeigt werden, dass Memantin ebenso in der Frühphase wirkt und umgekehrt die Acetylcholinesterasehemmer ebenso in der fortgeschrittenen Krankheitsphase. Die Verordnungsmöglichkeiten sind daher erweitert. Etwa konnte auch eine leicht verstärkte Wirkung bestätigt werden, wenn ein Acetylcholinesterasehemmer in Kombination mit einem Memantine eingenommen wird. Aus Kostengründen wird diese Kombination jedoch nur sehr selten verordnet und von den Kassen auch nicht finanziert.

Sinnvoll sind Antidementiva, wenn sie die Lebensqualität erkrankter Menschen erhöhen und die Personen dadurch länger selbstständig bleiben können. In fortgeschrittenen Krankheitsstadien sind solche Auswirkungen zunehmend weniger feststellbar. Ein zu frühes Absetzen der Medikamente kann jedoch zu einem Fähigkeitsabfall führen.

Geeignete Medikamente können die Lebensqualität Demenzkranker erhöhen, aber kaum die zu erwartende Lebenszeit.

Behandlung indirekter Folgen

Auch indirekte Folgen von Demenzerkrankungen wie depressive Verstimmungen, Angstzustände, wahnhafte Vorstellungen oder Halluzinationen, starke Anspannung, Unruhe, Reizbarkeit oder Aggressionszustände können mit Medikamenten positiv beeinflusst werden.

An erster Stelle sollten allerdings immer nichtmedikamentöse Wege stehen, indem versucht wird, die Ursachen und Zusammenhänge für ein Verhalten oder einen Gefühlszustand besser zu verstehen und aus diesem Verständnis heraus die Lebensqualität zu verbessern. Zum Beispiel können die räumliche Umgebung oder der Tagesablauf verändert, anregende Aktivitäten durchgeführt werden, körperliche Betätigung angeboten oder Verhaltensweisen und Haltungen gegenüber dem Kranken verändert werden.

Vor der Gabe von Psychopharmaka sollte immer die Frage gestellt werden: Leidet der Kranke selbst unter einem als problematisch oder krankhaft eingestuften Verhalten oder leidet eher die Umgebung darunter? Nur die Leidenssituation des Kranken und die Einschränkungen, die er erlebt, begründen eine medizinische Behandlung. Lediglich in Ausnahmefällen kann zum Beispiel die Belastungssituation eines Angehörigen mit ein Grund sein, um medizinisch zu intervenieren. Wenn etwa die nächtlichen Aktivitäten eines Betroffenen für betreuende Angehörige in der Wohnung zu einer großen Belastung werden, können schlaffördernde Mittel auch dem Angehörigen zu ausreichendem Nachtschlaf verhelfen. > Herausforderndes Verhalten, Seiten 131 f.

Die medikamentöse Behandlung durch einen niedergelassenen (Fach-)Arzt kann an Grenzen stoßen, wenn eine intensive Überwachung der Medikation erforderlich ist. Ein Krankenhausaufenthalt ist jedoch für Menschen mit Demenz oft eine große Belastung durch den Umgebungswechsel und die veränderte Tagesstruktur. Eine Abwägung der Vor- und Nachteile bzw. der Risiken und Chancen eines Krankenhausaufenthalts ist wichtig.

Die in Abbildung 4 dargestellten medikamentösen Therapieoptionen gelten für die Alzheimer-Krankheit und nur teilweise auch für andere Demenzerkrankungen. Auf wichtige Abweichungen bei der Therapie anderer Formen wird im Kapitel »Unterschiede bei anderen Demenzformen« hingewiesen.

Die Behandlung älterer demenzkranker Menschen mit Psychopharmaka erfordert besonderes Fachwissen. Beispielsweise sind Dosierungen in der Regel niedriger anzusetzen als bei anderen Patienten und Patientinnen. Einige Medikamente verstärken die geistigen Beeinträchtigungen der Erkrankten oder führen zu erhöhter Sturzgefahr.

Fachinformationen zur medikamentösen Behandlung sind im Internet unter www.deutsche-alzheimer.de (siehe »Publikationen« / »Informations-

blätter«) zu finden. Ausführliche Informationen unter: www.dggpp.de (siehe »Publikationen« / »Grundpositionen« / »Behandlung gerontopsychiatrischer Erkrankungen«) sowie zu Diagnose und Behandlung in den S3-Leitlinien Demenzen, die hier zu finden sind: www.dgppn.de.

ABBILDUNG 4

Medikamentöse Therapieoptionen bei Demenz (nach BREDTHAUER 2006)

Substanzklasse	Substanz	Anfangs dosis (mg)	Mittl. Dosis (mg)	Besonderheiten
ANTIDEPRESSIVA				
Sedierende	Mirtazapin (z. B. Remergil®)	(7,5) –15	15 –30	Appetit*, Schmerz*
	Trazodon (z. B. Thombran®)	25 –50	50 –100	
Antriebssteigernde	Citalopram (z. B. Cipramil®)	10 –20	20 –30	Initial Unruhe / Übelk. Hyponatriämie, EPS
	Reboxetin (z. B. Edronax®)	2 –4	4 (– 6)	Parkinson*
»Neutrale«	Venlafaxin (Trevilor ret.®)	75	75 (–150)	Schmerz*
NEUROLEPTIKA				
Atypika	Risperidon (Risperdal®)	0,25 –0,5	0,25 –1 –1,5	Orthost. Dysreg., EPS
	Quetiapin (Seroquel®)	12,5 –25	25 –150	Initial Sedierung ++
Klass. hochpotente	Haloperidol (z. B. Haldol®)	0,5 –1(– 2)	(0,5 –2)	EPS, i. m. + i. v. mögl.
Niederpotente	Melperon (z. B. Eunerpan®)	–	25 –75	Längerfristig EPS
	Prothipendyl (Dominal®)	–	25 –75	HWZS, zur Nacht *
	Tiaprid (z. B. Tiapridex®)	–	50 –150	Kurzinfusion mögl.
ANTIDEMENTIVA				
Acetylcholinester-hemmer	Donepezil (Aricept®)	2,5 –5	5 –10	GI-Beschwerden,
	Rivastigmin (Exelon®)	1,5 –3	6 –12	Parkinson*; LKD*
	Galantamin (Reminyl®)	4 –8	16 –24	LKD*
Memantin	Ebixa®, Axura®	5	10 –20	Unruhe, Apathie*
BENZODIAZEPINE				
Kurz wirksame	Lorazepam (z. B. Tavor Exp.®)	0,5	(0,5 –1)	Krisensituation*
»Atypische«	Zaleplon (Sonata®)	5	5 –10	Geringste HWZ
	Zopiclon (z. B. Ximovan®)	3,75	3,75 –7,5	
ANTIEPILEPTIKA / PHASENPROPHYLAKTIKA				
	Valproat (z. B. Ergenyl®)	150	300 –1200	Leberfunktion kontr.

* = positive Auswirkung auf ...; EPS = extrapyramidalmotorische Symptomatik;
GI = gastrointestinale; LKD = Lewy-Körperchen-Demenz

Krankheitsverlauf und das Verstehen von Veränderungen

Während sich unterschiedliche Formen von Demenzerkrankungen in ihren Auswirkungen auf geistige (kognitive) Fähigkeiten anfangs noch erheblich unterscheiden, sind sie in fortgeschrittenen Stadien oft sehr ähnlich. Dies hängt damit zusammen, dass zu Beginn der Erkrankung jeweils unterschiedliche Hirnregionen betroffen sind. Später breiten sich die Schädigungen von Nervenzellen auf viele Hirnareale aus.

Bei der Alzheimer-Krankheit sind die Nervenzellen im Bereich des Hippocampus, einem Hirnbereich, der für das Einprägen von Gedächtnisinhalten sehr wichtig ist, bereits in großer Zahl geschädigt, wenn erste Krankheitssymptome bemerkbar werden. Deshalb stehen Probleme des Kurzzeitgedächtnisses und des Lernens auch häufig am Anfang. Zudem sind Hirnregionen in der Großhirnrinde im Bereich des Schläfen- und Scheitellappens betroffen.

Trotz dieser Ähnlichkeiten können bei einer Alzheimer-Erkrankung einzelne geistige Beeinträchtigungen jedoch in unterschiedlicher zeitlicher Abfolge auftreten. Es gibt einen typischen Verlauf, aber auch individuelle Unterschiede. So zeigen sich zum Beispiel bei einigen Kranken Beeinträchtigungen der Sprache und der Handlungskompetenz bereits früh, während Gedächtnisstörungen erst später auftreten.

Demenzkranke Menschen erleben die im Folgenden beschriebenen drei Phasen der Erkrankung jeweils im Verlauf von mindestens ein bis durchschnittlich drei und höchstens etwa fünf Jahren. Die Einteilung in Krankheitsphasen ist theoretischer Natur. Es gibt keine klaren Übergänge. Allerdings verändert sich das Selbsterleben der Kranken in den Phasen. Entsprechend verändern sich die Grundausrichtung und die Schwerpunkte in der Betreuung.

Der Beginn der Erkrankung

Meist beginnt das Nachlassen der Gedächtnisfähigkeiten ganz allmählich. Zum Beispiel fällt es zunehmend schwer, ein Formular richtig auszufüllen, obwohl die nötigen Angaben bekannt sind. Gewohnte kleine Reparaturen mit mehreren Arbeitsschritten gelingen einem handwerklich geschickten Menschen nicht mehr oder eine erfahrene Hausfrau ist nicht mehr in der Lage, Gerichte zu kochen, die mehrere aufeinander abgestimmte Handlungsschritte erfordern. Typisch ist auch, dass ständig Dinge verlegt werden, Termine nicht mehr eingehalten werden und die Orientierung in einer Umgebung, die nicht ganz vertraut ist, leicht verloren geht.

Eine beginnende Demenzerkrankung tritt oft lange Zeit nach außen hin nicht in Erscheinung, solange das Leben im gewohnten Rhythmus verläuft und keine besonderen Anforderungen vorhanden sind. Dennoch auftretende Fehler und Beeinträchtigungen bleiben oft unbemerkt oder werden üblichen Beeinträchtigungen wie Unachtsamkeit, Unkonzentriertheit oder dem zunehmenden Alter zugeschrieben.

Bei einer Veränderung im Leben, die es jedoch erforderlich macht, sich neu anzupassen und sich umzustellen, oder wenn psychische Belastungen auftreten, werden die Grenzen der geistigen Leistungsfähigkeit teilweise sehr offenkundig. Zum Beispiel kann dies bei einem vorübergehenden Aufenthalt im Krankenhaus der Fall sein. Der leicht erkrankten Person fehlt im Krankenhaus die Orientierung, da die vertraute Umgebung und der von zu Hause gewohnte Tagesablauf fehlen. Plötzlich wirkt sie stark desorientiert und überfordert. Kommt die Person wieder nach Hause zurück, legen sich die Beeinträchtigungen meist schon nach kurzer Zeit wieder. Auch der überraschende Tod des Ehepartners kann neben den sich einstellenden emotionalen Belastungen viele Veränderungen mit sich bringen, die ein leicht erkrankter Mensch nicht mehr bewältigen kann. Trauer über den verlorenen Menschen oder eine entstehende resignative Haltung verstärken diese Schwierigkeiten. Oft übernahm auch schon zu Lebzeiten der verstorbene, geistig rüstigere Partner Schritt für Schritt unmerklich Aufgaben und Verantwortung, ohne dass dies richtig bemerkt wurde.

VERHALTENSÄNDERUNGEN Noch bevor die eigentlichen geistigen Einschränkungen offenkundig werden, fallen bei demenzkranken Menschen Veränderungen im Verhalten auf. Beispielsweise zieht sich ein geselliger Mensch zunehmend zurück, da er den Gesprächen in einer Gruppe nicht mehr folgen kann. Er erlebt solche Situationen als unangenehm und überfordernd und hat möglicherweise das Gefühl, von den anderen nicht genügend einbezogen zu werden.

Ein anderer Mensch wird reizbar, da ihm Tätigkeiten, die er noch vor einiger Zeit gut bewältigen konnte, nun eine große Anstrengung bereiten. So fordern vielleicht das Kochen, das Einkaufen, einfache Rechenaufgaben oder das Einhalten von Terminen ein ungewohnt hohes Maß an Konzentration und geistiger Anstrengung. Der Betroffene wird unzufrieden mit sich selbst und seiner Leistung und neigt dazu, die Ursachen für Schwierigkeiten, die er sich nicht erklären kann, anderen anzulasten. Er beschuldigt etwa nahestehende Personen wie den eigenen Ehepartner, Dinge zu verlegen oder sogar zu verstecken. Dieser ist sich jedoch keines Fehlers bewusst und fühlt sich zu Unrecht beschuldigt.

DEPRESSIONEN Depressive Verstimmungen sind in der ersten Phase aufgrund der vielfach erlebten Einschränkungen und nicht nachvollziehbaren Veränderungen im täglichen Leben relativ häufig. Die Kranken fühlen sich wertlos, inkompetent, nicht mehr gebraucht oder hilflos und überfordert. Sie nehmen das Nachlassen ihres Leistungsvermögens und ihrer Selbstständigkeit oft deutlich wahr, das Selbstwertgefühl leidet darunter.

SCHULDZUWEISUNGEN Die Kranken beginnen meist intuitiv, sich vor bloßstellenden Erfahrungen zu schützen, indem sie ihnen aus dem Weg gehen oder sie anders deuten. So sehen sie etwa den größeren Blechschaden am Auto, von dem sie zu Hause der Ehefrau berichten, nicht als Folge eines eigenen Fahrfehlers an, sondern als Schaden, den vermutlich ein Fremder verursacht hat. Nahegelegt werden solche Deutungen durch das in diesem Stadium bereits tatsächlich beeinträchtigte und instabile Erinnerungsvermögen. Hinzu kommt, dass die gemachte Erfahrung häufig in deutlichem Widerspruch zum eigenen Selbstbild steht. Schließlich fuhr man in den letzten dreißig Jahren unfallfrei. Dadurch drängt sich ein Fremdverschulden als Ursachenerklärung auch in der eigenen Vorstellung geradezu auf. Die meist in diesem Stadium bereits latent vorhandene Angst des Kranken vor Selbstwert- und Kompetenzverlust führt dazu, eigene Fehlleistungen und Missgeschicke verstärkt aus der Wahrnehmung und Erinnerung auszublenden.

So lässt sich auch verstehen, dass zum Beispiel ein ordnungsliebender Mensch nicht auf den Gedanken kommen kann, den Wohnungsschlüssel ständig selbst zu verlegen. Es kann für ihn nur so sein, dass ein anderer für diesen Fehler verantwortlich ist. Wollte ihn jemand davon überzeugen oder behaupten, dass er selbst diesen Fehler begeht, muss er sich energisch zur Wehr setzen und gegebenenfalls der anderen Person unterstellen, dass sie ihn verunglimpfen wolle. Er wird ihr gegenüber misstrauisch oder ablehnend reagieren und eventuell generell seine Haltung dieser Person gegenüber verändern.

Nicht nur demenzkranke Menschen neigen übrigens dazu, Erinnerungsbilder den eigenen Vorstellungen oder Überzeugungen anzupassen. Erinnerungen werden von uns durch innere Bewertungen oder durch äußere Einflüsse ständig geformt. Aufgrund der eben genannten Punkte ist auch gut abzuwägen, in welcher Form und zu welchem Zeitpunkt man einen demenzkranken Menschen über seine Krankheit informieren kann bzw. ob er Informationen dazu aufnehmen möchte und welchen Wert oder Nutzen das gegebenenfalls für ihn oder andere hat (oder eben auch nicht).

Weiterhin ist es eine Grundtendenz des Menschen, Stimmigkeit zwischen eigenen Erfahrungen, Werten und dem eigenen Selbstbild herzustellen. Was wir nicht unmittelbar erklären können, dafür suchen wir uns Erklärungen. Demenzkranke Menschen finden so spontan Erklärungen für eigene Verhaltensweisen und Ereignisse, die sie sich eigentlich zunächst selbst nicht begreiflich machen können. Oder sie scheinen manchmal Geschichten zu erfinden, die aus Erinnerungsbruchstücken und der eigenen Vorstellungskraft zusammengesetzt sind. Etwa werden Erinnerungsanteile an einen kürzlichen Familienausflug und Erinnerungen an einen Schulausflug in der Kindheit so miteinander verknüpft, dass sich eine stimmige Geschichte ergibt. Man spricht dann in der Fachsprache von »Konfabulation«. Wenn die Kranken diese Geschichten wiederholt erzählen, sind sie zunehmend von ihrer Richtigkeit überzeugt, sodass sich die Geschichten sogar im Gedächtnis fest verankern können.

Aus diesem Verständnis heraus ergeben sich zwei wichtige Grundorientierungen im Umgang mit Demenzerkrankten:

- Erstens sollten wir sie möglichst wenig mit ihren eigenen Defiziten konfrontieren und sie nicht korrigieren, damit sie sich nicht bloßgestellt fühlen und sich nicht ständig ihrer Einschränkungen bewusst werden. Stattdessen sollten wir versuchen, sie ohne viel Aufhebens zu unterstützen – wenn es geht, sogar ohne dass sie die Hilfe als solche bemerken. Sprechen wir zudem ihre noch vorhandenen Ressourcen an, verhelfen wir ihnen zu Kompetenzerleben.

- Zweitens brauchen demenzkranke Menschen besonders viel Anerkennung und Ermutigung. Selbst wenn sie aufgrund der zunehmenden geistigen Beeinträchtigungen ihre eigenen Defizite nicht mehr in vollem Umfang erkennen, so nehmen sie doch im Hier und Jetzt diese Einschränkungen ihrer Fähigkeiten wahr, auch solche, auf die sie früher stolz waren.

Wir sollten Demenzkranke möglichst wenig korrigieren und mit ihren Defiziten konfrontieren. Sie brauchen vielmehr Lob, Anerkennung und Ermutigung. Lob und Anerkennung verbessern zudem die Beziehung zu Helfenden und schaffen Vertrauen.

ÄNGSTE Durch den Verlust an innerem Halt leiden die Kranken häufig unter Ängsten. Wenn die Welt nicht mehr so ist, wie sie erwartet wird, und die innere Ordnung ebenso durcheinandergerät, dann macht das unsicher und erzeugt Angst. Diese Angst kann meist schwer zugeordnet werden und wird teilweise als existenzielle Bedrohung wahrgenommen. Es ist daher gut nachvollziehbar, wenn demenzkranke Menschen zum Beispiel Angst vor dem Verlust des Partners haben und manchmal unbegründet Eifersucht entwickeln oder wenn sie Angst vor einem möglicherweise drohenden Unheil entwickeln. Sie suchen letztlich rational nachvollziehbare Ursachen für das unbestimmte Gefühl der Angst, das in ihnen entsteht.

So ist auch die Angst Demenzkranker vor dem Verlust des eigenen Sparvermögens oder die Vermutung eines drohenden Diebstahls nachvollziehbar. Wenn die Übersicht über das eigene Hab und Gut verloren geht und man sich unsicher fühlt, versucht man das Geld möglichst an einem sicheren Ort in greifbarer Nähe zu verbergen. Wird dann nach kurzer Zeit vergessen, wo die Werte in Sicherheit gebracht wurden, entsteht noch mehr Unsicherheit und der befürchtete Diebstahl scheint sich zu bestätigen. Unter Umständen wird sogar die Polizei um Hilfe gebeten, damit sie der Sache nachgeht.

Bei anderen Demenzkranken entsteht nicht die Angst, Geld und damit die Grundlage der eigenen Existenzsicherung zu verlieren, sondern sie beginnen im Gegenteil damit, anderen Geld zu schenken oder es vermehrt auszugeben. Auch dann sind die Motive jedoch im Grunde ähnlich. Wird Geld scheinbar unvernünftig anderen geschenkt, geht es darum, das Selbstwertgefühl zu stützen und Anerkennung von anderen zu erhalten. Wiederum ist die Angst, in diesem Fall vor dem Verlust an Selbstwert und Wertschätzung durch andere, ein wichtiges Motiv. Hinzukommen kann eine krankheitsbedingt herabgesetzte Urteilsfähigkeit, wodurch eine realistische Einschätzung über den Wert und die Bedeutung des eigenen Vermögens verloren geht.

KONTROLLVERSUCHE Eine andere Reaktionsweise kann sich aus dem Bedürfnis entwickeln, andere Menschen, besonders die nahen Angehörigen, kontrollieren zu wollen und über sie zu bestimmen. Besonders Menschen, die von früher her ein bestimmendes Verhalten gewohnt waren, können zu solchen Reaktionen neigen, um wieder Sicherheit und Kontrolle über ihre Lebenssituation zu erlangen. Auch hier lösen im Grunde die Angst vor unvorhersehbaren Veränderungen und ein erlebter innerer und zum Teil auch äußerer Kontrollverlust die Verhaltensweise aus.

RÜCKZUG Andere Menschen wiederum ziehen sich immer mehr zurück, wenn sie merken, dass sie mit vielen Dingen nicht mehr so zurechtkommen, oder wenn sie sich überfordert fühlen. Dies kann so weit gehen, dass sie sich völlig isolieren und den Kontakt mit anderen Menschen meiden. Sie gehen Schwierigkeiten aus dem Weg, um keine Misserfolge zu erleiden, und vermeiden es damit auch, sich vor anderen bloßzustellen. Wieder andere, die in einer Familiengemeinschaft leben, versuchen Überforderungssituationen aus dem Weg zu gehen, indem sie sich sehr zurückhalten, anpassen oder versuchen, unauffällig zu bleiben. Auch das Klagen über Schmerzen, Krankheiten und Unpässlichkeiten kann ein Weg sein, um zum Beispiel nicht zu einer Geburtstagsfeier gehen zu müssen, bei der befürchtet wird, in eine Überforderungssituation zu geraten.

Viele der Verhaltensweisen demenzkranker Menschen sind bei näherem Hinsehen gut verstehbar; häufig sind Ängste und Befürchtungen der Ursprung unterschiedlicher Reaktionsweisen.

Die Suche nach Halt und Sicherheit, die in der ersten Krankheitsphase meist zunimmt und sich insbesondere an vertraute und stützende Menschen richtet, ist oftmals von einer entgegengerichteten Tendenz begleitet. Es herrscht gleichzeitig ein Bedürfnis nach Unabhängigkeit und Eigenständigkeit, um das verletzte Selbstwertgefühl zu stützen und zu erhalten. Der Kranke wünscht zwar einerseits Hilfe, befürchtet aber andererseits, von anderen bevormundet zu werden und ein Stück Eigenständigkeit und Kontrolle über sein Leben zu verlieren.

Diese Widersprüchlichkeit der Bedürfnisse kann zu einer großen Herausforderung für Betreuende werden. Hilfe muss dann möglicherweise unauffällig gegeben werden, sodass sie gar nicht als Hilfeleistung erscheint. Man kann zum Beispiel sagen, dass man nur »eben eine kleine Gefälligkeit tun möchte«, die die kranke Person »natürlich auch selbst erledigen könnte«, oder man leistet die Hilfe unter der »notwendigen Anleitung des Kranken«, bittet sozusagen selbst um Hilfe oder löst die Aufgabe gemeinsam als Team.

Eigene Hilflosigkeit zu zeigen kann kompetente Hilfe durch den Kranken anregen und fördern. Warten Sie hin und wieder ab und gewähren Sie dadurch dem Kranken Raum für eigene Aktivitäten. Leisten Sie Hilfe ohne viel Aufsehen, möglichst diplomatisch und unauffällig.

Der Wunsch nach Halt und Sicherheit kann manchmal auch dazu führen, dass Erkrankte ihre Angehörigen scheinbar gegeneinander ausspielen. Sie versuchen, sich die Zuwendung eines Angehörigen zu sichern, indem sie andere Angehörige vor ihm abwerten oder davon berichten, dass sie von diesen vernachlässigt werden. Den Kranken in solchen Situationen moralisierend zurechtzuweisen, wäre falsch. Entscheidend ist vielmehr, sein Bedürfnis nach Sicherheit und Zuwendung wahrzunehmen und darauf einzugehen. Hinweise auf Vernachlässigung sollten jedoch grundsätzlich auch immer überprüft werden.

EMPATHIE UND EGOZENTRIK Die zunehmenden geistigen Einschränkungen bringen es mit sich, dass die Kranken auch immer weniger in der Lage sind, die Bedürfnisse und den Lebensrahmen anderer Menschen in ihre Überlegungen einzubeziehen.

BEISPIEL

Eine demenzkranke Frau wird fast täglich von ihrer Tochter besucht, die sich engagiert um sie kümmert. Die Tochter ist verheiratet und hat heranwachsende Kinder. Immer wieder spricht die Mutter die Tochter an, ob sie nicht bei ihr einziehen und wohnen wolle. Sie habe noch ein Zimmer frei, in dem die Tochter ganz umsonst wohnen könne. Manchmal äußert sie diesen Wunsch fordernd oder sehr klagend. Die Tochter ist irritiert und enttäuscht, dass die Mutter, der sie so viel Verständnis entgegenbringt, im Gegenzug anscheinend keinerlei Verständnis oder Rücksichtnahme für ihre Bedürfnisse aufbringt. Die Mutter wirkt daher auf sie egoistisch und selbstbezogen.

Demenzkranke sind nicht mehr in der Lage, ihre eigenen Wünsche den Bedürfnissen anderer gegenüberzustellen und beides gegeneinander abzuwägen. Sie agieren daher in solchen Situationen nicht bewusst egoistisch, sondern können sich oft nur auf ihre eigenen Bedürfnisse beziehen. Um sich in die Lage eines anderen Menschen hineinversetzen zu können, sind komplexe geistige Fähigkeiten erforderlich. Im Beispiel oben müsste sich die Mutter zunächst den Lebensrahmen der Tochter vorstellen und sich dann in ihre Lage versetzen. Zudem müsste sie deren psychische Situation sowie deren Bedürfnisse, Pflichten, Ängste und Belastungen aufgrund dieser Vorstellung nachempfinden. Noch schwieriger ist es, dies den eigenen Bedürfnissen und Wünschen gegenüberzustellen und zu prüfen, inwieweit beides miteinander vereinbar ist oder nicht.

All dies setzt ein intaktes Arbeitsgedächtnis (bzw. Kurzzeitgedächtnis), logisches Denkvermögen und Urteilsfähigkeit voraus und erfordert vielerlei vergleichende, parallel ablaufende Verknüpfungs- und Bewertungsschritte. Demenzkranke sind zu genau diesen Leistungen immer weniger in der Lage.

Im Unterschied zu solchen komplexen Denkleistungen sind Demenzkranke jedoch meist sehr gut in der Lage, mit anderen Menschen mitzufühlen bzw. deren Gefühlslage zu erfassen. Sie nehmen zum Teil sogar ausgesprochen feinfühlig entsprechende Signale auf. Menschliches Mitfühlen ist eine grundlegende Fähigkeit, die bereits in den ersten Lebenswochen gelernt wird und vermutlich genetisch vorgeprägt ist, ohne bewusste geistige Prozesse zu erfordern.

Seien Sie nicht enttäuscht, wenn Ihr Engagement von Demenzkranken nicht gewürdigt werden kann. Machen Sie sich Ihre Leistungen selbst bewusst und suchen Sie Anerkennung dafür bei anderen.

TAGESSCHWANKUNGEN Im Tagesverlauf treten häufig Schwankungen der geistigen Verfassung auf. Während es momentan möglich ist, ein vertrautes Stück auf dem Klavier zu spielen, die Kaffeemaschine zu bedienen oder eine Rechenaufgabe zu lösen, kann dies eine halbe Stunde später bereits unmöglich sein. Besonders nach geistig fordernden Aktivitäten treten oft längere Erschöpfungsphasen zum Teil über mehrere Stunden auf. Häufig lässt die Leistungsfähigkeit zudem am Abend deutlich nach, wenn der Tag ausgefüllt war. Morgens nach dem Aufwachen kann auch das Ingangkommen ein bis zwei Stunden benötigen. Ein

Leistungshoch entsteht oft am späten Vormittag. Nach dem Mittagessen kann sich zunächst wieder ein längeres Ruhebedürfnis einstellen. Die Schwankungen im Tagesverlauf können viel ausgeprägter sein als bei gesunden Personen.

ABBILDUNG 5

Typische Verteilung der geistigen Leistungsfähigkeit. Bei Demenzkranken sind die Schwankungen meist viel ausgeprägter.

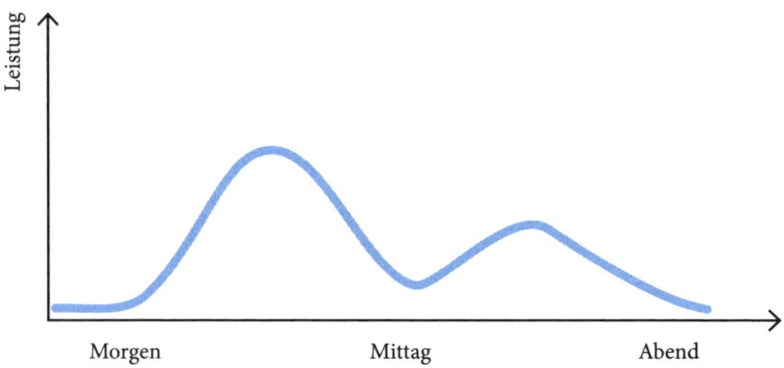

ABBILDUNG 6

Verteilung der geistigen Leistungsfähigkeit nach einer fordernden Aktivität

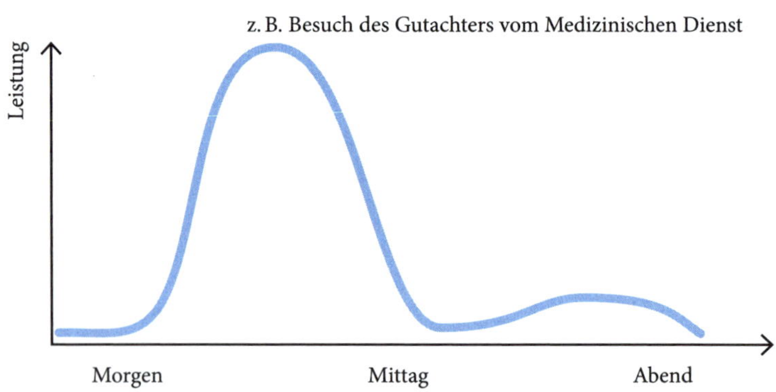

AKTIVITÄTEN Bei manchen Erkrankten verstärkt sich das Bedürfnis nach wiederholten Ruhepausen. Andere schlafen insgesamt viel länger als früher. Aufgrund ausgedehnter Ruhe- und Schlafphasen darf nicht vorschnell auf einen Mangel oder zusätzlichen Bedarf an Anregungen geschlossen werden. Die Kranken benötigen tatsächlich mehr Erholungsphasen, da ihnen bereits alltägliche Aufgaben viel Anstrengung abverlangen. Zum Teil kann ein Rückzug in den Schlaf jedoch auch aus einem krankheitsbedingten Verlust an Eigeninitiative und Tagesplanung resultieren oder dazu dienen, frustrierende Erfahrungen zu vermeiden. In dem Fall sind Anregungen mit Erfolgserlebnissen sehr hilfreich.

Im Gegensatz dazu entwickeln andere Kranke eine erhöhte, zuweilen fast manisch anmutende Ruhelosigkeit und Betriebsamkeit. Die Schlafdauer reduziert sich und es entsteht der Eindruck, dass sie ständig auf der Suche nach Aufgaben und Betätigungsmöglichkeiten sind. Durch gesteigerte Aktivität kann versucht werden, Selbstbestätigung und Anerkennung für eigene Leistungen zu erhalten und damit Selbstwertverluste zu kompensieren oder sich insgesamt durch Geschäftigkeit von unangenehmen und ängstigenden Gefühlen abzulenken.

In beiden Fällen kann die Ursache für das veränderte Verhalten auch in einer veränderten neuronalen Antriebssteuerung begründet sein, die krankheitsbedingt insbesondere im Frontalhirnbereich ausgelöst wird.

Die fortschreitende Erkrankung

Ausgehend von den Beeinträchtigungen des Kurzzeitgedächtnisses und der zeitlichen und räumlichen Orientierung (Tageszeiten verwechseln, den Weg nicht finden) wird bei fortschreitender Erkrankung zunehmend auch die Erinnerung an die letzten Jahre und Jahrzehnte brüchig. Die Kranken können dann der Überzeugung sein, erst dreißig Jahre alt oder jünger zu sein und eben jetzt zur Arbeit gehen zu müssen, da teilweise die Jugendzeit und das frühe Erwachsenenalter mit den eindrücklichsten Lebenserfahrungen verbunden sind. Sie leben immer mehr in ihrer Erinnerungswelt. Die Betreuenden müssen sich auf diese Welt einstellen, denn nur so gelingt es ihnen, einen verständnisvollen Zugang zu finden.

So kann es zum Beispiel sein, dass der Ehepartner als Vater oder Mutter angesprochen wird. Der Kranke lebt in diesem Augenblick in seiner Erinnerungswelt und empfindet sich vielleicht als Kind oder Jugendlicher. Er kann den aus seiner Sicht wesentlich älteren und gleichzeitig ihm sehr vertrauten Menschen nur als Vater oder Mutter einordnen. Die Erfahrung, dass sich dieser Mensch auch ähnlich einer Mutter oder einem Vater fürsorglich kümmert und man sich selbst als schutz- und hilfebedürftig erlebt, kann diese Assoziation verstärken.

Mit den Kranken in ihre Erinnerungen zu gehen, verbessert die Beziehung und schafft gegenseitiges Verständnis.

BIOGRAFISCHES GEDÄCHTNIS Neben dem Einfluss der Eindrücklichkeit von Erinnerungen scheint es so zu sein, dass zuletzt gelernte Erinnerungen als erste verloren gehen (Ribot'sches Gesetz). Dies hat vermutlich damit zu tun, dass diese Erinnerungen weniger oft durch wiederholten Abruf und Vernetzung mit anderen Gedächtnisinhalten gefestigt sind. Eine demenzkranke Frau formulierte dies einmal treffend so, dass sie sich wundere, dass sie in letzter Zeit so viel an ihre Kindheit denke und dass ihr da so viele Begebenheiten einfielen. Diese Erinnerungen seien ihr früher nie so häufig und nah in den Sinn gekommen. Vergleicht man das autobiografische Gedächtnis mit einem Bücherregal, in dem jedes Buch für die Erinnerungen in einer bestimmten Lebensphase steht, so lassen sich die Veränderungen bei einer Demenzerkrankung ungefähr wie in der Abbildung 7 darstellen:

ABBILDUNG 7

Die Bibliothek der Erinnerungen

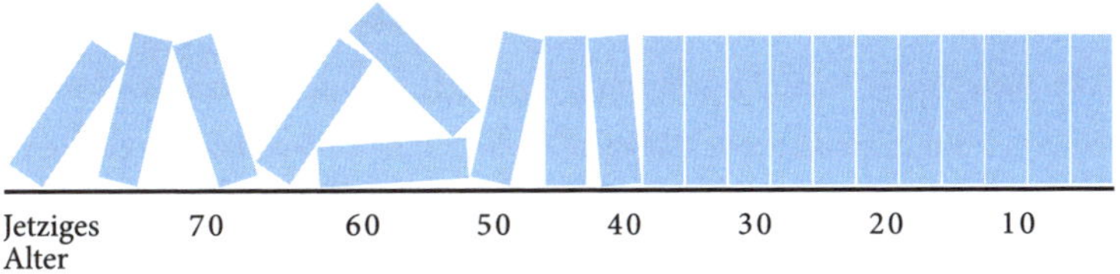

Während einige »Erinnerungsbücher« bereits ganz verloren gegangen sind, sind andere nur etwas durcheinandergeraten oder schwer greifbar. Dieser Prozess setzt sich im Verlauf der Erkrankung von links nach rechts fort. > Erinnerungspflege, Seiten 82 f., 108

Das Erleben der Kranken ist in dieser Phase sehr situativ und assoziativ. Wir alle kennen Erfahrungen wie diese: Wenn wir selten eine Tanzveranstaltung besuchen, kann es leicht geschehen, dass uns bei so einer Gelegenheit unvermittelt Erinnerungen an den eigenen frühen Tanzunterricht in den Sinn kommen. Auch Gefühle, die wir einst hatten, sowie Haltungen, andere Personen und Details von damaligen Erlebnissen klingen an. Im Unterschied dazu erleben sich demenzkranke Menschen aufgrund solcher assoziativ auftauchender Erinnerungen häufig vollständig und unmittelbar in diese Zeit zurückversetzt.

BEISPIEL

Für demenzkranke Menschen werden manchmal besondere Tanzcafés veranstaltet. Bei einem solchen Nachmittag fragt eine 85-jährige Frau ihren wesentlich jüngeren Tanzpartner, wie spät es sei und ob er sie auch nach Hause bringen würde. Sie habe nämlich von ihren Eltern aus nicht die Erlaubnis, spät nach Hause zu kommen. Ihr Tanzpartner erwidert, dass es ja noch nicht so spät und doch abgesprochen sei, dass es heute ein bisschen später werden dürfe. Er würde sie auch sicher nach Hause bringen. Die Frau ist zufrieden und beruhigt.

Situative Widersprüche etwa aufgrund des fortgeschrittenen Alters der anderen Teilnehmer werden bei solchen »Zeitsprüngen« meist weniger gewichtet oder kurzerhand mit einer passenden Erklärung versehen. Eine plausible Erklärung wäre zum Beispiel, dass ja auch ältere Menschen die Tanzstunde besuchen können. Selbst wenn die Dame erkennen würde, dass sie selbst bereits alt ist, würde sich an ihrer Wahrnehmung auch dann nichts ändern, wenn die Erinnerung ihr momentanes Erleben weitgehend prägt. Sie ist in dem Moment einfach in der Tanzstunde und alles andere hat sich dieser aktuellen inneren Wirklichkeit unterzuordnen. Erst wenn die Musik und der Tanz zu Ende sind und andere Assoziationen, etwa durch die gewohnte Umgebung im Pflegeheim oder eine andere Aktivität, ausgelöst werden, verändert sich die Wahrnehmung wieder.

Demenzkranke sind dadurch ein wenig wie »ständig Reisende in ihrer eigenen Vergangenheit«. Zeit wird für die Kranken noch mehr zu einer subjektiven Dimension, als sie es ohnehin für jeden ist. Wir kennen alle die Erfahrung, dass manchmal die Zeit »wie im Flug« vergeht oder uns Sekunden wie Stunden vorkommen. Demenzkranke Menschen haben kaum mehr Möglichkeiten, solche subjektiven Erfahrungen an objektiven Kriterien zu relativieren.

Demenzkranke bei ihren »Zeitreisen« zu begleiten, kann erlebnisreich sein. Gehen Sie gespannt und fantasievoll mit.

BEISPIEL 1

Frau Müller geht für eine halbe Stunde einkaufen und informiert ihren demenzkranken Mann darüber, der allein zu Hause bleibt. Herr Müller fühlt sich jedoch schon nach wenigen Minuten im Stich gelassen und vergisst die Information seiner Frau. Ängstlich sucht er in der ganzen Wohnung nach ihr und wird ganz verzweifelt. Als sie wiederkommt, wirft er ihr vor, dass sie ihn stundenlang allein lasse.

Die Intensität seiner Verzweiflung und Unsicherheit vermittelt ihm, dass es Stunden gewesen sein müssen.

BEISPIEL 2

Die demenzkranke Frau Braun wird einmal in der Woche von einer freiwillig Tätigen eines Helferkreises besucht. Bereits nach wenigen Minuten entsteht ein intensiver Kontakt zwischen den beiden Frauen. Wenn die Besucherin nach zwei Stunden wieder geht, wird sie des Öfteren von der demenzkranken Frau gefragt, warum sie jetzt gehe, sie würde doch auch hier wohnen. Aufgrund der Vertrautheit des Kontakts hat Frau Braun den Eindruck, dass sie beständig und seit Langem mit der freiwillig Tätigen in Beziehung stehen muss.

Mitunter verändert sich für Demenzkranke auch die Reihenfolge von Ereignissen aus der Vergangenheit (»Zeitgitterstörungen«). Faktoren, die einen Demenzkranken zu einer bestimmten Situationswahrnehmung bringen oder in eine bestimmte Zeitphase versetzen können, sind:

- Stimmungen (Atmosphäre in einer Gruppe, Ausstrahlung einer anderen Person), die er aufnimmt,
- Sinneswahrnehmungen, die mit Erinnerungen assoziiert sind (Gerüche können zum Beispiel eine intensive Verknüpfung herstellen),
- komplexere Details der aktuellen Situation, die Ähnlichkeiten mit Erinnerungen haben (etwa der Klang der Stimme eines Menschen, seine Gesichtszüge, das Aussehen eines Raums, das Thema, über das gesprochen wird, oder eine Tätigkeit wie Basteln; auch die Abhängigkeit, in der man sich aufgrund der vielen Hilfeleistungen durch andere befindet, kann zum Beispiel Kindheitserinnerungen wachrufen).

Demenzkranke Menschen können auch Zeitdimensionen vermischen und unvermittelt nebeneinander stehen lassen. So kann sich zum Beispiel eine ältere Dame momentan sehr wohl bewusst darüber sein, dass sie als älterer Mensch in einem Pflegeheim lebt. Trotzdem macht sie sich Gedanken, ob denn ihre Eltern auch wissen, wo sie ist, und sich keine Sorgen machen. Für uns sofort auffallende Widersprüche werden von Demenzkranken oft nicht erkannt oder wenig gewichtet.

HANDLUNGSKOMPETENZ Die Sprache sowie die Handlungs- und Planungskompetenz der Kranken schränken sich in der Regel immer weiter ein. Einfache Handlungsabläufe wie das Benutzen eines Schlüssels können zum unüberwindlichen Problem werden. Der Kranke weiß zum Beispiel nicht mehr, ob der Bart des Schlüssels beim Einführen in das Schlüsselloch nach oben oder unten zeigen muss. Später bereiten der Umgang mit Messer und Gabel oder das Treppensteigen Schwierigkeiten.

Begleiten und unterstützen Sie schrittweise bei komplexeren Handlungen.

Die visuell-räumliche Koordination von Bewegungsabläufen kann Probleme bereiten, das heißt einzuschätzen, wie etwa das Bein zu bewegen ist, damit die nächste Treppenstufe erreicht wird oder der Rand der Badewanne überstiegen werden kann. Ebenso können Entfernungen und die räumliche Tiefe von Gegenständen teilweise nicht mehr richtig eingeschätzt werden. So werden Bilder und das Fernsehbild unter Umständen als reale Dinge bzw. Personen wahrgenommen. Die Begegnung mit dem eigenen Spiegelbild wird teilweise als Begegnung mit einem anderen Menschen aufgefasst, und man beginnt, sich freundlich mit dem anderen zu unterhalten, oder will ihn vielleicht auch verärgert aus dem eigenen Badezimmer weisen, da dieser fremde, misstrauisch blickende Mensch dort nichts zu suchen hat.

SPRACHE Der Wortschatz und die sprachliche Ausdrucksfähigkeit sind zunehmend reduziert. Häufig werden unkonkrete Bezeichnungen wie »das Ding« oder sprachlich ähnlich klingende Wörter verwendet, um etwas zu benennen. Die sprachliche Verständigung kann sich schließlich auf wenige Worte oder kurze Sätze einschränken. In dieser Phase der Krankheit kommt der Mimik und der Gestik, also den nichtsprachlichen Verständigungsmöglichkeiten, eine besondere Bedeutung zu. Die Kranken reagieren verstärkt auf den Tonfall der Stimme, einen freundlichen Händedruck oder ein Lächeln. Sie kommunizieren – auch gegenseitig – mehr mit ihren Sinnen, ihrer Stimme und ihrer Körpersprache. > Kommunikation, Seiten 43, 53 , 107, 121 ff.

ÄNGSTE Ängste vor Geräten, vor Wasser, vor unbekannten Menschen und vor Dunkelheit können auftreten, vergleichbar mit jenen Ängsten, die Kinder vor unbekannten Situationen oder Dingen haben, die sie nicht einzuordnen wissen. Dunkelheit kann ängstigen, da die Kranken im Moment des Aufwachens im eigenen Zimmer nicht mehr wissen, wo sie sich befinden und warum es dunkel ist. Die Kranken leben im Augenblick. Das, was sie im Moment wahrnehmen und empfinden, ist für sie entscheidend. Sie können nicht voraussehen, dass es in einigen Stunden wieder hell wird, und sie können sich nicht daran erinnern, dass sie sich am Abend in das Bett gelegt haben, in dem sie jetzt in der Nacht aufwachen. Wenn sie neben sich ihren Ehepartner in gewohnter Weise ruhig atmen hören, vermuten sie vielleicht, dass es Schlafenszeit ist – und alles ist in Ordnung.

Die Kranken können auch nicht mehr ihren Tagesablauf oder bestimmte Aktivitäten vorausplanen. Sie werden geleitet durch ihre Gewohnheiten, zum Beispiel dass sie beim Frühstück die Zeitung lesen (selbst wenn sie das Gelesene nicht mehr verstehen können). Solche Rituale sind wichtig, da sie Sicherheit und Halt vermitteln.

Rituale und ein geregelter Tagesablauf geben Sicherheit und Orientierung. Spontaneität und Eingehen auf die aktuelle Befindlichkeit dürfen trotzdem sein.

AKTIVITÄTEN Die Dinge in seiner Umgebung animieren den Erkrankten zu Aktivitäten. So kann zum Beispiel ein Stück Kuchen, das ins Blickfeld gerät, ihn dazu animieren, es essen zu wollen, selbst wenn er keinen Hunger hat. Oder eine Tür regt ihn dazu an, sie zu öffnen und hinauszugehen, obwohl er zunächst gar nicht die Absicht hatte, den Raum zu verlassen.

Auch momentane Gedanken und Erinnerungen führen zu bestimmten Handlungen. Zum Beispiel erinnert sich eine erkrankte Frau, als zum Mittagessen gerufen wird, dass sie früher immer das Mittagessen für ihre Kinder zubereitet hatte, als diese aus der Schule kamen. Sie wird daraufhin unruhig und möchte nach Hause.

Nähe und Ursprünglichkeit

Die Kranken suchen häufig die räumliche Nähe einer Gruppe oder von Bezugspersonen. Sie sind meist sehr anhänglich und brauchen die Sicherheit und Geborgenheit in einem vertrauten sozialen Milieu. Nur wenn es ihnen in einer sozialen Situation unwohl ist, wenn es vielleicht zu laut oder zu unruhig ist, ziehen sie sich zurück. Oder auch wenn sie intensiv mit etwas beschäftigt sind, tritt das Interesse an anderen Menschen in den Hintergrund. Ausgeprägte Rückzugstendenzen in die Vertrautheit und Privatheit der eigenen vier Wände, wie sie in der ersten Krankheitsphase auftreten können, sind in der mittleren Phase selten.

Lassen Sie sich mit demenzkranken Menschen auf Nähe und Ursprünglichkeit im Erleben ein.

Die Kranken nehmen nun ihre Defizite nicht mehr so deutlich wahr wie in früheren Krankheitsphasen. Sie leben in ihrer Welt, in der schließlich das einfache Hantieren mit einem Gegenstand, das Sammeln von Dingen, die sie als nützlich oder wertvoll erachten, oder das gemeinsame

Gehen mit einem anderen Menschen und zuwendungsvolle gegenseitige Berührungen genauso sinnerfüllend sind wie früher vielleicht die berufliche Tätigkeit oder die tägliche Sorge um die Familie. Manche Kranke kümmern sich in dieser Zeit auch liebevoll um Stofftiere oder Puppen oder führen sinnreiche Gespräche mit Personen, die offensichtlich nur in ihrer Vorstellung gegenwärtig sind.

Manchmal sieht man sie mit anderen Kranken im Gespräch vertieft. Dabei reagieren sie vor allem auf den Tonfall und einzelne Worte des anderen und antworten ganz selbstverständlich und beteiligt, als hätten sie jedes Wort verstanden. Die nichtsprachlichen Anteile der Unterhaltung stehen nun im Vordergrund und sind gut aufeinander abgestimmt. Auch bei nicht demenzkranken Menschen nehmen übrigens nonverbale Aktivitäten einen Anteil von bis zu 80 Prozent der üblichen Kommunikation ein.

Kommunizieren Sie mit fortgeschritten demenzkranken Menschen vor allem emotional. Zeigen Sie Gefühle in Tonfall und Gestik. Humor und Lachen nicht vergessen, zum Beispiel auch über sich selbst und eigene Missgeschicke lachen.

Das Verhalten der Kranken ähnelt zunehmend dem von Kindern, obwohl man mit ihnen nicht so umgehen darf wie mit Kindern. Sie haben nach wie vor Erinnerungen an die Zeit ihres Erwachsenenalters. Im Lauf des Lebens erworbene Werte und tief verankerte Wesenszüge und Lebenserfahrungen können nach wie vor für sie präsent und bedeutsam sein. Sie nehmen es daher auch als unangenehm und unangemessen wahr, wie ein unmündiges Kind behandelt zu werden. Dies schließt natürlich nicht aus, auf kindlich erscheinende Bedürfnisse, die die Kranken zeigen, liebevoll einzugehen, wenn sie es als wohltuend erleben, etwa wenn sie an die Hand genommen werden möchten oder wenn sie es gerne haben, liebkost und gestreichelt zu werden. Sie erleben diese Gesten nicht als unangemessen, da das Wissen darüber, was in unserer Kultur im jeweiligen sozialen Kontext als angemessen oder unangemessen betrachtet wird, verloren geht. Unabhängig davon behalten die Kranken lange Zeit das Gespür dafür, ob die Haltung oder der Tonfall ihres Gegenübers bevormundend, entmündigend oder partnerschaftlich ist.

Ein zweiter wichtiger Unterschied zwischen Kranken und Kindern ist, dass die Kranken nicht lernen und sich nicht mehr in der Art und Weise weiterentwickeln können wie Kinder. Sie können zum Beispiel nicht lernen, ihre impulsiven Verhaltensreaktionen wie Zorn oder aggressive Ausbrüche zu steuern. Ganz im Gegenteil, sie sind immer weniger in der Lage, solche Impulse zu kontrollieren, und reagieren meist spontan und unmittelbar.

REAKTIONEN Demenzkranke sind nicht in der Lage, ihre Ängste erst einmal zu prüfen und zu überdenken und spontane Reaktionstendenzen zurückzuhalten. Sie gehen weg, wenn sie Angst haben, suchen ihr Zuhause, wenn sie sich verloren fühlen, schlagen um sich, wenn sie sich bedroht fühlen, sie weinen oder lachen spontan, wenn sie etwas entsprechend berührt. Sie verhalten sich insofern »echt« und unmittelbar. Darin sehen Betreuende teilweise eine besondere Qualität im Umgang mit demenzkranken Personen. Die Beziehung zu ihnen wird unverfälscht und direkt erlebt. Allerdings bringt dies auch besondere Herausforderungen mit sich. Die Betreuenden können von den Kranken eben nur sehr eingeschränkt eine Kontrolle oder Steuerung ihres Verhaltens erwarten.

Es ist unangemessen, demenzkranke Menschen zu einem angemessenen Verhalten »erziehen« zu wollen. Sie sind keine Kinder, die lernen, sich in der Welt zurechtzufinden, sondern kranke Menschen, denen die Kontrolle über ihr Verhalten zunehmend verloren geht.

SINNLICHKEIT Die Gefühlswelt, Musik, Bewegung und die einfachen direkten Formen des gemeinsamen Umgangs werden wichtige Zugangswege zu den Kranken. Die Stimme wird noch stärker als ohnehin durch ihren Klang und die Art des Sprechens zum Kommunikationsmittel und Vermittler sozialer Nähe. > Körperorientierung, Seiten 116, 131

Demenzkranke Menschen können in dieser Phase oft Schwingungen auf der Gefühlsebene in ihrem Umfeld besonders gut wahrnehmen. Da sie sich bei der Wahrnehmung ihrer sozialen Umgebung nur auf diese Ebene stützen können und viel weniger als Gesunde gleichzeitig mit Gedanken, Gesprächsinhalten und Vorstellungen beschäftigt sind, konzentrieren sie sich ganz auf das, was sie unmittelbar erleben, wahrnehmen und spüren. Sie nehmen ihre Umgebung stärker vom gefühlshaften Aspekt her wahr. Dadurch wirken sie teilweise auch dünnhäutiger und können empfindsamer auf Stimmungsschwankungen und Veränderungen der Atmosphäre in einer Begegnung oder in einer Gruppe reagieren. So antworten sie unter Umständen auf die innere Anspannung eines Betreuenden, der unter Zeitdruck steht oder der mit seinen Gedanken nicht ganz bei der Sache ist, unmittelbar mit Widerstand oder Rückzug.

Demenzkranke sind so gesehen manchmal wie ein Spiegel für die eigene Befindlichkeit. Noch bevor man selbst merkt, dass man unruhig, angespannt oder belastet ist, kann es sein, dass der Kranke dies bereits deutlich in seinen Verhaltensreaktionen spiegelt.

Bleiben Sie unmittelbar und authentisch im Kontakt. Wenn Sie spüren, dass Erkrankte »unleidlich« reagieren, prüfen Sie zuerst einmal, ob dies von Ihrem Auftreten hervorgerufen sein könnte.

Die letzte Krankheitsphase

In der letzten Phase der Erkrankung wird auch die Bewegungsfähigkeit zunehmend eingeschränkt. Zunächst können dann Koordinations- oder Gleichgewichtsprobleme beim Gehen auftreten, später werden das

Gehen und schließlich auch längeres Stehen insgesamt schwierig. Die Kranken sitzen häufig oder liegen, da auch das aufrechte Sitzen allmählich schwierig werden kann. Kontakt zum Kranken kann vor allem über die Stimme, die Berührung und den Blick aufgenommen werden. Über zunehmende Zeitspannen kann der Kranke nicht ansprechbar sein oder abwesend wirken.

Manchmal zeigen Kranke selbst in dieser Phase noch für kurze Zeiträume erstaunliche Reaktionen wie eine passende Antwort auf eine Frage, ein freundliches, vertrautes Lächeln oder eine treffende Mitteilung zu ihrem eigenen Befinden. Es ist wie ein kurzes Aufblitzen passender Verknüpfungen im Gehirn, die in Sprache oder nonverbale Reaktionen umgesetzt werden können. Die Kranken sind in diesem Stadium am ehesten mit Kleinkindern oder Säuglingen vergleichbar. Ihr Selbsterleben und ihre Gefühle entsprechen dem möglicherweise sogar. Wir können nur spekulieren, was Demenzkranke in dieser Phase noch fühlen oder denken, trotzdem kann es uns immer noch gelingen, uns einzufühlen und auf grundlegende Weise etwa durch Berührung, Blickkontakt und Stimme mit den Kranken zu kommunizieren.

Auch wenn Sprache und Mimik verloren gehen, können emotionale Nähe und Kontakt weiter möglich sein.

Auch in diesem Stadium der Erkrankung können wir von einem weiterhin bestehenden fundamentalen Bedürfnis nach Sinneserfahrung und Anregung ausgehen. Verhaltensweisen wie rhythmisches Klopfen oder Stampfen, Nesteln und Ziehen an der Kleidung oder der Bettdecke, monotones Stöhnen oder Rufen sind zwar zum Teil als unkontrollierte unwillkürliche motorische Reaktionen aufzufassen, sie sind aber ebenso oft aktive Versuche, sich selbst Anregungen zu verschaffen, sich zu spüren und im Rahmen der noch vorhandenen Möglichkeiten aktiv zu sein.

Die gemütsmäßige Verfassung lässt sich im letzten Krankheitsstadium am ehesten durch den Muskeltonus zum Beispiel an den Gliedmaßen oder der Gesichtsmimik wahrnehmen. Auf eine angenehme ruhige Stimme, auf sanfte Berührungen und Massagen oder auf bestimmte Musikstücke reagieren die Kranken unter Umständen entspannt. Auf laute Geräusche, eine unangenehme Stimme oder schnelle Lageveränderungen und Rütteln (etwa beim Transport mit einem Lifter ins Badezimmer) reagieren sie dagegen häufig angespannt mit weit geöffneten oder schützend geschlossenen Augen. Lächeln und andere Reaktionen der Gesichtsmimik scheinen (wie bei Säuglingen) nicht immer durch entsprechende Gefühle hervorgerufen zu werden, sondern zum Teil auch unmotiviert zu entstehen. Der Klang der Stimme eines seit vielen Jahren vertrauten Menschen wird möglicherweise auch in diesem Stadium noch als etwas Vertrautes und Bekanntes wahrgenommen.

Tief verankerte Reaktionen wie der Schluckreflex werden zunehmend weniger ausgeführt. Die Kranken können sich daher häufiger verschlucken und sie nehmen immer weniger Nahrung über den Mund auf. Flüssigkeit oder Nahrung, die dadurch in die Atemwege gelangen, erhöhen das Risiko für eine Lungenentzündung erheblich. Essen und Trinken benötigen viel Zeit. Möglicherweise wird dann eine Magensonde zur künstlichen Ernährung gelegt.

Das Legen einer Magensonde ist wie die Verordnung oder Gabe von Medikamenten eine medizinische Behandlungsmaßnahme, die der Zustimmung des gesetzlichen Betreuers oder Bevollmächtigten des Kranken bedarf. Dieser muss sich mit seiner Entscheidung am Willen oder dem mutmaßlichen Willen des Kranken orientieren.

Bei langem unbeweglichem Liegen entsteht durch konstanten Druck auf Körperstellen, wo die Knochen unmittelbar unter der Haut liegen, leicht ein sogenanntes Druckgeschwür (Dekubitus). Regelmäßige Lageveränderungen und spezielle Hilfsmittel zur Prophylaxe kommen dann zum Einsatz.

Der körperliche Zustand wird in dieser Phase insgesamt schwächer und instabiler. Dadurch können Infektionskrankheiten, die unter Umständen die Sterbephase einleiten, auftreten. Die häufigsten Todesursachen bei Demenzkranken in diesem Krankheitsstadium sind daher eine Lungenentzündung oder andere Infektionserkrankungen.

Selbst die letzte Lebensphase kann sich unterschiedlich gestalten. Es gibt Kranke, die sehr plötzlich, manchmal geradezu unerwartet nach einer kurzen Zeit der körperlichen Schwäche sterben. Andere gehen dem Eindruck nach in ganz kleinen Schritten über Wochen oder Monate von uns, als ob sie langsam in eine andere Welt hinübergleiten würden. Die Sterbephase selbst kann sehr ruhig sein. Manchmal ist sie jedoch auch aufgrund der körperlichen Symptome wie einer Lungenentzündung oder wegen einer Verschleimung der Atemwege von Unruhe, Husten und schwerem Atmen begleitet.

Zusammenfassend möchte ich an dieser Stelle nochmals darauf hinweisen, dass die Auswirkungen und der Verlauf einer Alzheimer-Erkrankung, ebenso wie anderer Demenzerkrankungen, viele Unterschiede aufweisen können. Bei allen Gemeinsamkeiten darf nie vorschnell pauschalisiert und von einem Erkrankungsverlauf auf den anderen geschlossen werden. Anregungen, die für einen Kranken sinnvoll und wichtig erscheinen, können nicht unhinterfragt auf einen anderen übertragen werden. Im Vordergrund muss der einzelne Mensch stehen.

Unterschiede bei anderen Demenzformen

Andere Demenzerkrankungen als die Alzheimer-Demenz haben auch andere Ursachen und es treten teils andere Symptome und Krankheitsverläufe auf. Sie sollen hier kurz dargestellt sein.

Lewy-Körperchen-Demenz

Die Lewy-Körperchen-Demenz ist der Alzheimer-Krankheit ähnlich und wird erst seit den Neunzigerjahren von ihr unterschieden. Als Ursache gelten dieselben Nervenzellveränderungen wie bei der Parkinson'schen Krankheit, nur dass diese nicht auf das Hirnareal der Substantia nigra begrenzt, sondern weiter im Gehirn verteilt sind.

Charakteristisch sind zum Teil stark schwankende Beeinträchtigungen von Gedächtnis, Sprache, Orientierung und visuell-räumlichen Fähigkeiten. Phasen stärkerer Beeinträchtigungen können sich im Tagesverlauf einstellen oder auch über den gesamten Tag anhalten, danach aber wieder für längere Zeit nicht wahrnehmbar sein. Episodisch treten Verwirrtheitszustände auf. Außerdem können optische oder akustische Halluzinationen verbunden mit Wahngedanken, eine leichte Parkinsonsymptomatik mit Gangstörungen oder nicht näher erklärbare Stürze und/oder vorübergehende Bewusstseinstrübungen auftreten.

Besonders zu beachten ist eine sehr hohe Empfindlichkeit der Kranken gegenüber Neuroleptika, die nicht nur zu erheblichen Bewegungsstörungen, sondern auch zu einer erhöhten Sterblichkeit führen kann!

Demenz bei Morbus Parkinson

Die Parkinson'sche Krankheit kann fortgeschritten ebenfalls zu einer Demenz führen. Beschrieben werden im Vergleich zur Alzheimer-Krankheit eine deutlichere Affektverflachung und ein länger noch intaktes Kurzzeitgedächtnis. Natürlich kann ein Mensch auch zugleich an Morbus Parkinson und beispielsweise an der Alzheimer-Demenz erkranken.

Problematisch ist, dass wirksame Medikamente gegen die Parkinson'sche Krankheit aufgrund ihrer Wirkung auf den Hirnstoffwechsel Demenzsymptome verstärken.

Vaskuläre Demenz

Bei einer vaskulären (durchblutungsbedingten) Demenzerkrankung entstehen zunehmende Durchblutungsstörungen, die häufig durch eine Wandverdickung in kleinen Blutgefäßen hervorgerufen werden, welche die tiefen Strukturen des Gehirns mit Blut versorgen. Die Gefäßerkrankung bewirkt kleine Infarkte (Lakunen) und eine Schädigung der Nervenfasern (Marklagerschäden). Dadurch verlieren wie bei der Alzheimer-Krankheit nach und nach Nervenzellen ihre Funktion.

Der Beginn der vaskulären Demenz ist oft schleichend, das Fortschreiten allmählich – und damit schwer von der Alzheimer-Krankheit zu unterscheiden. Allerdings sind die Symptome andere. Im Vordergrund stehen zunächst nicht Gedächtnisstörungen, sondern Verlangsamung, Denkschwierigkeiten oder Stimmungsschwankungen mit zum Teil plötzlichem, unkontrolliertem Weinen. Auch eine Neigung zu Depressionen und häufig ausgeprägte neurologische Auffälligkeiten wie Sprachstörungen, Lähmungen oder Missempfindungen und Schmerzen werden beschrieben.

Je nach Ort der hauptsächlichen Durchblutungsstörungen können einzelne Symptome in unterschiedlicher zeitlicher Abfolge auftreten und die geistige Verfassung kann stärker schwanken.

Die vaskuläre Demenz tritt insbesondere bei Männern mit einem Risiko zu Gefäßerkrankungen bereits relativ früh, etwa ab Mitte fünfzig, häufiger auf. Aber auch hochbetagte Menschen können an einer vaskulären Demenz leiden, nicht selten in Kombination mit einer Alzheimer-Erkrankung.

Einige der bei einer Alzheimer-Krankheit wirksamen Medikamente werden auch bei durchblutungsbedingten Demenzerkrankungen eingesetzt. Da beide Erkrankungen immer wieder auch zusammen auftreten, lassen sich diese Medikamente sinnvoll einsetzen. Untersuchungsergebnisse zeigen zum Beispiel positive Auswirkungen von Acetylcholinesterasehemmern bei vorwiegend vaskulären Demenzerkrankungen. > Medikamentöse Behandlung, Seiten 19 ff.

Ausschließlich zur Behandlung durchblutungsbedingter Demenzerkrankungen werden Medikamente eingesetzt, die das Zusammenklumpen von Blutplättchen in kleinsten Blutgefäßen des Gehirns verhindern. Dazu gehören die Wirkstoffe Pentoxifyllin, Acetylsalicylsäure, Dipyridamol und Sulfinpyrazon. Zur Behandlung gehört es auch, Risikofaktoren zu vermeiden. Die Behandlungsmöglichkeiten bei einer durchblutungsbedingten Demenz sind im Einzelfall derzeit wesentlich besser als bei der Alzheimer-Krankheit. Unter Umständen ist ein Stillstand sogar über mehrere Jahre möglich.

Risikofaktoren für eine durchblutungsbedingte Demenz sind unter anderem Rauchen und ein unbehandelter Bluthochdruck sowie ein unbehandelter Diabetes. Menschen, die insgesamt zu Herz-Kreislauf-Erkrankungen und Arteriosklerose neigen, haben ebenfalls ein erhöhtes Risiko. In diesem Zusammenhang können auch anhaltender psychischer Stress und Anspannung eine Rolle spielen.

SCHLAGANFALL Im Unterschied zur vaskulären Demenz führt ein Schlaganfall (plötzlicher Verschluss eines größeren Blutgefäßes im Gehirn) in der Regel nicht zu einer Demenz, sondern zu umschriebenen Funktionsausfällen (Sprache, Bewegungsfähigkeit etc.), die im Gegensatz zu den geistigen Einschränkungen einer Demenz durch ein gezieltes Funktionstraining häufig ganz oder teilweise behebbar sind. Auch durch selbstständige Kompensationsaktivitäten des Gehirns können sich die Fähigkeiten zum Teil wieder von allein zurückbilden, indem gesunde Teile des Gehirns die verloren gegangenen Funktionen übernehmen. Bei wiederholten Schlaganfällen und sehr umfassenden Schädigungen im Gehirn entwickelt sich allerdings auch eine Demenz.

Frontotemporale Demenz

Beginnt eine Demenzerkrankung mit einem Funktionsverlust der Nervenzellen verstärkt in vorderen Hirnarealen, also im Stirnlappen und in den Schläfenlappen, wird von einer »Frontotemporalen Demenz« (FTD) gesprochen. Frontotemporale Demenzen treten vergleichsweise früh, und zwar durchschnittlich im Alter von etwa sechzig Jahren auf, können aber ebenso später oder selten auch wesentlich früher schon auftreten. Unter den Demenzkranken, die jünger als sechzig Jahre sind, ist fast jeder zweite von einer FTD betroffen.

Aufgrund der zunächst stark im Frontalhirnbereich gelagerten Veränderungen unterscheiden sich die Symptome zu Beginn deutlich von denen einer Alzheimer-Erkrankung. Die Kranken sind zum Beispiel oft lange gut orientiert und haben kaum Merkfähigkeitsstörungen (Einprägen von Ereignissen oder Erinnerung an Ereignisse, die kurze Zeit zurückliegen). Im Vordergrund stehen zunächst meist Beeinträchtigungen des Urteilsvermögens und eine Kritikminderung, einhergehend mit einer »Vergröberung« des Sozialverhaltens oder Verlust an Einfühlungsvermögen. Eine Krankheitseinsicht ist oft nicht vorhanden. Die Kranken gehen zum Beispiel ohne Bedenken risikoreiche Geschäfte ein, geben unvernünftig Geld aus oder begehen manchmal sogar Straftaten. Häufig ist den Kranken zwar bewusst, dass Verhaltensweisen nicht richtig oder sozial unangemessen sind. Das Wissen ist jedoch nicht an eine Bedeutungsschwere oder etwa mit einem unangenehmen Gefühl gekoppelt. Daher kann das Verhalten nicht adäquat bewertet und gewichtet werden.

Das Verhalten kann insgesamt enthemmt sein, sorglos oberflächlich, sozial inadäquat, taktlos oder aggressiv aufgrund von Beeinträchtigungen der Impulskontrolle und der Verhaltenssteuerung. Handlungsimpulse werden ungesteuert und oft sofort umgesetzt. Zunächst innezuhalten, den Handlungsimpuls zu unterdrücken und aufgrund reflektierender

Bewertungen bewusst eine Alternative anzugehen, ist den Kranken kaum möglich.

Im Gefühlsbereich sind sowohl Affektverflachung, Depression, Affektinkontinenz, Labilität bis hin zu leicht manischer Gestimmtheit (Hypomanie) möglich. Der Antrieb kann sowohl gesteigert als auch vermindert sein. Ein Teil der Kranken wirkt daher völlig antriebslos und passiv. Geistige Rigidität, die sich als Sturheit oder in Form von Handlungs- und Sprachstereotypien zeigt, ist zu beobachten. Manche Kranke orientieren sich strikt an gewohnten Abläufen, die sie penibel einhalten bis hin dazu, dass sie täglich an feste Uhrzeiten gebunden sind. Dies scheint wichtig und bedeutsam für sie zu sein, es gibt ihnen vermutlich Halt und Orientierung. Auch Verfolgungsideen und Halluzinationen können zu Beginn der Erkrankung auftreten.

Teilweise entwickeln die Kranken ein gesteigertes Essverhalten bis zu Heißhunger oder nehmen alles Mögliche in den Mund. Ein verstärkter Rededrang, ungesteuertes Nachsprechen (Echolalie) und Nachmachen anderer Menschen sowie ausgeprägte Bewegungsunruhe sind möglich. Die Kranken sind nicht mehr in der Lage, zu planen, zu abstrahieren und Probleme zu lösen.

SPRACHBEEINTRÄCHTIGUNGEN Bei der Frontotemporalen Demenz werden zudem zwei spezielle Unterformen unterschieden. Bei der »Semantischen Demenz« steht zusätzlich ein Verlust des Wissens um Wortbedeutungen und des Sprachverständnisses im Vordergrund, es wird jedoch flüssig und grammatisch richtig gesprochen. Bei der »Progredienten nichtflüssigen Aphasie« sind es dagegen Wortfindungsstörungen und grammatische Fehler. Das Sozialverhalten ist bei der Progressiven Aphasie jedoch intakt und die Kranken haben oft eine gute Krankheitseinsicht.

BESCHÄFTIGUNGEN Menschen mit FTD, die antriebsgesteigert sind, lassen sich meist schwer in Gruppen integrieren und sind am besten in Bereichen zu betreuen, die viel Freiraum ermöglichen. Für manche Kranke können Tätigkeiten, die automatisierte und sich wiederholende Handlungen erfordern, hilfreich sein: etwas mit Schmirgelpapier bearbeiten oder Ausmalen eines Mandalas u.v.m. Manche gehen stundenlang spazieren, ohne sich zu verirren. Zu Beginn der Erkrankung können speziell auf die Krankheit abgestimmte Ergotherapie oder Logopädie hilfreich sein.

ANGEHÖRIGE Die Betreuung von Menschen mit FTD kann sehr belastend und fordernd sein und unterscheidet sich aufgrund der besonderen Krankheitsauswirkungen zum Teil erheblich von der Betreuung anderer Demenzkranker. Angehörige benötigen eine speziell auf das Krankheitsbild abgestimmte Beratung. Durch das veränderte Sozialverhalten fallen FTD-Kranke auf und machen sich unbeliebt. Ihr Verhalten wird oft als beabsichtigt bösartig oder rücksichtslos eingestuft und ruft Ärger und erzürnte Appelle an die Vernunft des Kranken hervor. Dies schafft im Gegenteil jedoch in erster Linie Stresssituationen und hilft weder den Kranken noch den Betreuenden. FTD-Kranke brauchen stattdessen Menschen als Gegenüber, die möglichst klar und gelassen handlungsorientiert reagieren und zugewandt bleiben.

Angehörige haben große Schwierigkeiten, auf schädigende oder gefährliche Verhaltensweisen der Kranken einzuwirken, zum Beispiel bei einem riskanten und aggressiven Fahrstil. Starke Antriebslosigkeit wird oft als Desinteresse oder Resignation aufgefasst bzw. fehlinterpretiert. Aufgrund des wenig verbreiteten Wissens über die FTD fühlen sich Angehörige oft alleingelassen. Spezielle Selbsthilfegruppen gibt es, wenn überhaupt, nur in Großstädten.

Menschen mit FTD können ähnlich wie bei der Lewy-Körperchen-Demenz sehr empfindlich auf Neuroleptika reagieren. Selektive Serotoninwiederaufnahmehemmer (SSRI) können zur Linderung von Unruhe, Ängsten etc. eingesetzt werden. Antidementiv wirkende Medikamente (siehe Abbildung 4), die bei allen zuvor beschriebenen Demenzformen erfolgreich eingesetzt werden können, scheinen bei der FTD wirkungslos.

Das Gedächtnis

Das Gedächtnis ist ein differenziertes Funktionssystem. Um besser verstehen zu können, welche Gedächtnisfunktionen bei demenzkranken Menschen noch erhalten sind und welche nicht, ist ein grundlegendes Verständnis des Gedächtnisses wichtig.

In der Gedächtnispsychologie werden unterschiedliche Gedächtnisebenen und Gedächtnisstrukturen unterschieden. Am bekanntesten ist das Mehrspeichermodell.

ABBILDUNG 8

Speichermodell des Gedächtnisses

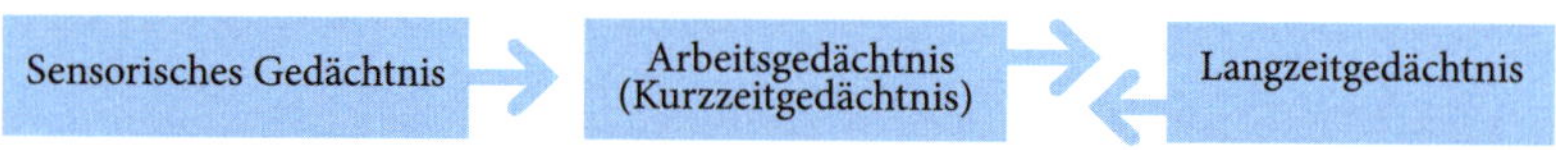

Um etwas im Langzeitgedächtnis aufnehmen zu können, damit es als Erinnerung bewusst abgerufen werden kann, muss es zuvor über die Sinne aufgenommen werden (außer es sind etwa eigene Gedanken) und im Arbeitsgedächtnis verarbeitet werden. Im Arbeitsgedächtnis muss wortwörtlich einiges an Arbeit geleistet werden, um Informationen ins Langzeitgedächtnis überzuführen (Enkodierung).

Das Arbeitsgedächtnis ist beispielsweise notwendig, um einen Satz oder einen Zeitungsartikel zu verstehen. Die bereits gelesenen Worte oder Sätze bzw. die entsprechenden Informationen müssen in dem Speicher gehalten und verknüpft werden, um den Zusammenhang des Textes zu verstehen. Auch logisches, schlussfolgerndes Denken, das Kombinieren, Urteilen und die Bildung assoziativer Verknüpfungen benötigen ein intaktes Arbeitsgedächtnis. Mehrere Informationen, Gedanken,

Entscheidungsmöglichkeiten und deren Für und Wider müssen dazu gleichzeitig vor dem inneren geistigen Auge gehalten und miteinander in Beziehung gesetzt und abgewogen werden.

Da Demenzkranke bereits sehr früh Beeinträchtigungen des Arbeitsgedächtnisses haben, fallen ihnen diese geistigen Aktivitäten schwer oder sind bei zunehmender Komplexität und Krankheitsfortschritt unmöglich. Daher können Alzheimer-Kranke zum Beispiel oft problemlos einen Text lesen, aber sie sind kaum in der Lage, den Inhalt zu verstehen.

ABBILDUNG 9

Leistungen des Gedächtnisses

	Sensorisches Gedächtnis	**Arbeitsgedächtnis**	**Langzeitgedächtnis**
Wie lange?	Millisekunden bis 2 Sekunden	Minuten	Jahre (vergessen v. a. durch konkurrierende Informationen)
Wie viel?	nimmt sehr viele Informationen auf	nimmt wenig auf (5–9 Informationseinheiten wie eine neunstellige Telefonnummer)	nimmt viel auf
Was?	alle Sinneswahrnehmungen	v. a. verbale und räumlich-visuelle Informationen	komplexe Informationen
Bewusstsein	ohne Beteiligung von Bewusstsein und Aufmerksamkeit	bewusst (arbeitet durch bewusste Steuerung der Aufmerksamkeit und Konzentration)	bewusst und unbewusst

Durch das Arbeitsgedächtnis wird zudem eine Hemmung der Aufnahme und Verarbeitung irrelevanter Informationen geleistet. Nur so sind wir in der Lage, uns bei vielfältigen Informationen und Umgebungsreizen auf Wesentliches zu beschränken und zu konzentrieren. Auch diese Funktion des Arbeitsgedächtnisses geht bei einer Demenzerkrankung häufig verloren. Darum sollten Demenzkranke bei Aktivitäten, die Konzentration und Überlegung erfordern, möglichst wenig ablenkende Reize erfahren.

Für die Funktionsfähigkeit des Arbeitsgedächtnisses sind zudem ausreichend Schlaf und Ruhephasen sehr wichtig. So müssen bei Aktivitäten mit Demenzkranken genügend Erholungspausen eingeplant werden.

Funktionen des Langzeitgedächtnisses sind:

- Enkodieren (Lernen): neues Einspeichern von Informationen;
- Konsolidieren (Behalten): Bewahren wichtiger Informationen durch wiederholten Abruf und Zirkulierenlassen im Arbeitsgedächtnis (üben);
- Erinnern (Dekodieren): Rekonstruktion von Gedächtnisinhalten;
- Vergessen: Zerfall von Gedächtnisspuren durch konkurrierende Informationen.

Neues im Langzeitgedächtnis einzuprägen, fällt Demenzkranken schwer, da die Informationen häufig nicht lange genug im Arbeitsgedächtnis gehalten werden, um sie ins Langzeitgedächtnis zu übertragen. Zudem treten beim Übertragen ins Langzeitgedächtnis – also beim Enkodieren – Probleme auf. Auch der gezielte Abruf von Informationen aus dem Langzeitgedächtnis (Dekodierung) fällt bei einer Demenzerkrankung zunehmend schwer. Die Erinnerungen sind zwar vorhanden, aber wie in einem unaufgeräumten Zimmer schwer auffindbar.

Viele demenzkranke Menschen haben ein grundlegendes Problem damit, sich Neues einzuprägen, Informationen zu verarbeiten und sich nicht ablenken zu lassen. Dies lässt sich durch Training oder Übung nicht verbessern. Die Erinnerung an Ereignisse und Wissen vor der Erkrankung fällt darüber hinaus zunehmend schwer, kann aber durch assoziative Hilfen erleichtert werden. Häufiges Wiedererinnern hilft, etwas besser im Gedächtnis zu behalten oder Kompetenzen zu erhalten.

Implizites und explizites Wissen

Gedächtnisinhalte, die uns bewusst zur Verfügung stehen und abrufbar sind, werden als »explizites Wissen« bezeichnet. »Implizites Wissen« ist demgegenüber nicht abrufbar (ist also unbewusst), zeigt sich aber zum Beispiel im intuitiven Handeln, wenn wir bei einem Ratespiel »gefühlsmäßig« auf die richtige Antwort tippen oder uns sicher sind, ein bestimmtes Bild schon mal gesehen zu haben. Unser implizit gespeichertes Wissen ist vermutlich um ein Vielfaches umfangreicher als das explizite.

Demenzkranke Menschen können sich implizites Wissen meist noch viel besser aneignen als explizites. Dies zeigt sich zum Beispiel, wenn sie nach mehrmaligem Zusammentreffen mit einer fremden Person zunehmend Vertrauen entwickeln, obwohl sie sich anscheinend bei jedem neuen Treffen nicht mehr an die Person erinnern und sich ihren Namen nicht merken können. Auch das manchmal clever oder geschickt wirkende intuitive Handeln demenzkranker Menschen geht auf solches Wissen bzw. Lernen zurück (etwa zu wissen, auf welche Weise von der Tochter am ehesten Mitgefühl zu erhalten ist). Emotionale und soziale Intelligenz basieren vielfach auf impliziten Wissensinhalten.

Aufschlussreiche Studien zeigen, dass bei komplexen Entscheidungen wie dem Kauf eines Autos die Entscheidungen nach dem »Bauchgefühl« (aufgrund impliziten Wissens und impliziter Regeln) oft besser sind als überlegte Entscheidungen. Durch eine implizite Entscheidungsfindung können vermutlich viel mehr Informationen gleichzeitig und damit ökonomischer verarbeitet werden.

Implizites Lernen scheint bereits bei Embryos möglich zu sein. Die Erkennungsmelodie einer von der Mutter oft gesehenen Fernsehserie während der Schwangerschaft kann offenbar später bei den Kindern angenehme Gefühle auslösen.

Auch wenn sich eine an Demenz erkrankte Person nach wiederholtem Kontakt Ihren Namen nicht merken kann, wird sie zunehmend Vertrauen entwickeln und Sie wiedererkennen.

Die Unterscheidung von implizitem und explizitem Wissen hilft Angehörigen zu verstehen, warum Demenzkranke in manchen Situationen überraschend geschickt reagieren, allerdings oftmals simple Zusammenhänge logisch nicht mehr verknüpfen können oder zu einer einfachen Handlung nicht mehr in der Lage sind.

BEISPIEL

Eine demenzkranke Frau im mittleren Krankheitsstadium entwickelte aufgrund ihrer Einsamkeitsgefühle und der Enttäuschung über ihre Beeinträchtigungen einen zunehmenden Alkoholkonsum. Sie ging trotz ihrer Demenz geschickt und erfindungsreich vor, um sich ungeachtet ihrer Gehprobleme Alkohol zu beschaffen. Hierzu nutzte sie ihre intakten intuitiven Fähigkeiten. So bat sie zum Beispiel einen hilfsbereiten Nachbarn, alkoholische Getränke einzukaufen, da Gäste zu Besuch kämen und sie nichts mehr im Haus habe. Dieselbe Frau war jedoch nicht mehr in der Lage, selbstständig ein einfaches Gericht zu kochen oder einen Überweisungsschein der Bank auszufüllen. Beim Überweisungsschein kam sie mit der Bedeutung der abstrakten Begriffe nicht mehr zurecht und beim Kochen fehlte ihr die Fähigkeit, einige Handlungsschritte parallel im Gedächtnis zu behalten und aufeinander abzustimmen (mangelndes Arbeitsgedächtnis).

Es lassen sich deklarative (semantische und episodische) und prozedurale Gedächtnisinhalte unterscheiden.

Prozedurale Gedächtnisinhalte Sie beziehen sich auf Handlungsabläufe und sind meist automatisiert und nicht bewusst (Autofahren, Schreiben auf der Tastatur oder das Ausrollen eines Kuchenteigs). Bei

Demenzkranken bleiben diese Gedächtnisinhalte bzw. Kompetenzen lange erhalten. Deshalb können Demenzkranke zum Beispiel noch lange tanzen, einfache gewohnte Stücke auf dem Klavier spielen, Geschirr spülen oder schwimmen.

Deklarative Gedächtnisinhalte Sie beziehen sich hingegen auf Fakten und können in Worte gefasst werden. Wichtig ist dabei die Unterscheidung zwischen semantischen und episodischen Gedächtnisinhalten.

Episodische Gedächtnisinhalte sind die Erinnerungen an Ereignisse in der Vergangenheit (was habe ich wann und wo erlebt?). Diese Gedächtnisinhalte – insbesondere die kürzer zurückliegenden – gehen Demenzkranken verloren bzw. sie können sie schwer abrufen und sich auch schwer etwas einprägen.

Im episodischen Gedächtnis müssen außerdem Handlungspläne und Wissen bzw. Erwartungen für die Zukunft gespeichert werden. Was mich morgen erwartet und was ich heute noch alles tun möchte, das kann ich nur wissen, wenn ich es mir irgendwann eingeprägt habe und es jederzeit wiedererinnern kann. Menschen mit Demenz fehlt daher nicht nur ein wesentlicher Teil ihrer erlebten Vergangenheit, sondern auch Erwartungen und die Planbarkeit der Zukunft werden erschwert.

Das semantische Gedächtnis bezieht sich auf reine Wissensinhalte (etwa die Kenntnis einer Fremdsprache, berufliches Wissen oder Allgemeinwissen). Es kann in der Anfangsphase einer Demenzerkrankung noch vollständig erhalten sein, während sich im episodischen Gedächtnis bereits deutliche Lücken zeigen.

Einzelne Funktionen des Gedächtnisses können bei einer Demenz noch lange erhalten bleiben, etwa intuitives Wissen, automatische Handlungsroutinen und das semantische Gedächtnis (Wissen). Erkunden Sie, welche Gedächtnisformen und -inhalte bei einem Erkrankten noch gut erhalten sind. Vermeiden Sie direktes Fragen oder Abfragen. Es verunsichert Demenzkranke aus Angst vor Fehlleistungen.

Durch die Beeinträchtigungen im episodischen Gedächtnis können bei Demenzkranken ähnlich wie bei kleinen Kindern leicht Verwechslungen und eine Vermischung von Träumen, Fantasien und tatsächlich erlebten Ereignissen auftreten (»Scheinerinnerungen«), die sich durch wiederholten Abruf sogar verfestigen können. So kann eine demenzkranke Person der Überzeugung sein, etwas erlebt zu haben, was sie tatsächlich nur geträumt oder sich vorgestellt hat. Bei Kindern wird diese Unschärfe durch die noch nicht ausgereifte Funktionstüchtigkeit des episodischen Gedächtnisses hervorgerufen.

Wahrnehmungsstörungen und Erinnerungstäuschungen werden häufig als Wahnvorstellungen verkannt und mit Neuroleptika behandelt, anstatt sie angemessen einzuordnen und zu verstehen

Gedächtnis, Emotion und Aufmerksamkeit

Erlebnisse, die von Gefühlen und von Aufmerksamkeit begleitet sind, werden auch von demenzkranken Menschen eher im Gedächtnis behalten und erinnert als andere. Je intensiver die Gefühle und je größer die Aufmerksamkeit, desto besser gelingt das Einprägen.

Werden auch Gefühle vergessen? Ist der wohltuende Besuch eines Angehörigen im Pflegeheim für einen demenzkranken Menschen nur eine Erfahrung während der Zeit des Besuches oder hält die Wirkung noch über den Besuch hinaus an? Solche Fragen stellen sich manchmal Angehörige Demenzerkrankter. Praktische Erfahrungen weisen darauf hin, dass die Wirkung eines Besuchs tatsächlich noch nachklingt, sofern sie nicht völlig durch nachfolgende andersartige Erfahrungen überdeckt wird. Auch Gesunde kennen die Erfahrung, dass ein kurzes intensives Erlebnis unsere Verfassung längere Zeit beeinflusst, ohne dass wir ständig an dieses Erlebnis denken. Hier scheinen sich Gefühle als implizite

Gedächtnisinhalte zu verankern. Auf dieselbe Weise mag sich ein demenzkranker Mensch nach einer sehr unangenehmen Erfahrung noch längere Zeit bedrückt fühlen, obwohl die Fakten des Ereignisses längst vergessen sind. Durch neue positive Erfahrungen kann die gefühlsmäßige Verfassung wieder schrittweise verändert werden.

Der Demenzexperte Tom KITWOOD (2019) hat aufgrund seiner Beobachtungen festgestellt, dass fortgeschritten demenzkranke Menschen, die ohne Anregungen und Zuwendung durch Betreuende bleiben und zunehmend apathisch und in sich gekehrt sind, nach ein bis zwei Stunden immer mehr in sich versinken. Jedoch kann bereits eine fünfminütige intensive Zuwendungsphase pro Stunde diese zunehmende Tendenz verhindern. Auch dies weist auf eine anhaltende Wirkung von Gefühlserfahrungen selbst bei Demenzkranken im fortgeschrittenen Stadium hin. > Kognitionen, Seiten 87 ff.

Lange Pausen mit viel Leere können negativ auf Demenzkranke wirken. Darum sollten zwischendurch kurze anregende Erlebnisse und Aktivitäten eingestreut werden.

Therapeutische Hilfen in der Betreuung

Konzepte zur Betreuung Demenzkranker

In den zurückliegenden dreißig Jahren wurden vielerlei Ansätze entwickelt, um demenzkranke Menschen zu fördern und zu unterstützen. Den Anfang machte das Realitätsorientierungstraining (ROT) mit dem Versuch, den vordergründigen geistigen bzw. kognitiven Beeinträchtigungen entgegenzuwirken. Aufgrund der Begrenztheit dieses Ansatzes insbesondere bei fortgeschritten demenzkranken Personen und der teilweise unsensiblen Vorgehensweise wandten sich viele nachfolgende Ansätze gegen das ROT und stellten den demenzkranken Menschen in seinen Bedürfnissen und seinem Personsein in den Vordergrund.

Dem ROT sehr nahe sind Ansätze zum Gedächtnistraining oder kognitive Trainings. Dabei wird versucht, kognitive Leistungseinschränkungen aufgrund der Demenz durch wiederholtes Üben zu kompensieren. > ROT, Seiten 70 f.

Auch im Rahmen klassischer Therapieansätze (Psychoanalyse, Verhaltenstherapie, personzentrierter Ansatz, systemische Therapie) haben sich Fachleute vereinzelt mit Interventionsmöglichkeiten befasst. Demenzkranke Menschen können sich aufgrund der kognitiven Beeinträchtigungen jedoch kaum oder nur im Frühstadium der Erkrankung auf ein klassisches psychotherapeutisches Setting einlassen. Psychotherapeuten benötigen zudem ausreichende Kenntnisse über die kognitiven Beeinträchtigungen demenzkranker Menschen und ebenso Erfahrung im Kontakt mit Erkrankten. Eine Unterstützung ist dann in der ersten

Phase der Erkrankung beispielsweise in der Form möglich, wie sie im Abschnitt über die kognitive Verhaltenstherapie beschrieben wird. Viele demenzspezifische Ansätze bedienen sich jedoch der Begrifflichkeiten klassischer Therapieformen, nehmen Einzelaspekte auf oder vermitteln dieselben Grundhaltungen. > Verhaltenstherapie, Seiten 87 f., 94, 132

In der späten Phase der Demenzerkrankung kommen vor allem körperorientierte Herangehensweisen wie Basale Stimulation oder Kinästhetik in der Pflege zum Einsatz.

Die meisten zur Anwendung kommenden Ansätze können streng genommen nicht als »Therapien« bezeichnet werden. Es handelt sich vielmehr um theoretisch mehr oder weniger begründete Anregungen und Anleitungen zur Betreuung und zum Umgang, die sich aus dem Verständnis der krankheitsbedingten Veränderungen und aus praktischen Erfahrungen entwickelt haben. Damit bieten diese Herangehensweisen aber gerade für die tägliche Betreuung und die Beratung viele praktische Impulse. Zur vertieften Anwendung sind Schulungen sehr hilfreich und wichtig, da die Vorgehensweisen gut eingeübt und verinnerlicht werden müssen, um sie intuitiv einsetzen zu können.

Kritisch ist an vielen Ansätzen und Erklärungsmodellen zu Demenzerkrankungen anzumerken, dass sie sich meist undifferenziert auf Demenzerkrankungen im Allgemeinen beziehen. Lediglich die Selbsterhaltungstherapie (SET) differenziert ihre therapeutischen Implikationen bzw. Therapieangebote bei unterschiedlichen Demenzformen (Romero 2004). Solche Differenzierungen sind wichtig, da zum Beispiel die Frontotemporalen Demenzen in den ersten Jahren deutlich andere Auswirkungen haben als die Alzheimer-Krankheit. Viele Ansätze beziehen sich vor allem auf Demenzerkrankungen, die der Alzheimer-Krankheit ähnlich sind. Zwischen verschiedenen Erkrankungsformen gehen jedoch Unterschiede im Krankheitsverlauf meist zunehmend verloren.

Grundhaltung im Umgang mit Demenzkranken

Mit demenzkranken Menschen sollten wir vor allem wertschätzend, einfühlsam und authentisch umgehen. Darüber hinaus kommen dem Humor und der Herzlichkeit eine nicht zu unterschätzende Bedeutung zu. Auch Toleranz und Gelassenheit sind wichtige Grundhaltungen – nicht nur im Umgang mit den Kranken.

Fühlen sich demenzkranke Personen geachtet, verstanden und akzeptiert, dann reduzieren sich ihre Versagensängste. Ihr Selbstwertgefühl wird dadurch weniger von den Verlusterfahrungen der eigenen Kompetenzen bestimmt. Der innere Schutzwall, den sie aus Angst vor Bloßstellung und Abwertung bilden, kann etwas zurückgenommen werden. Humor, der geteilt werden kann, löst Spannung und Unsicherheit und hilft, nicht jeden Fehler allzu ernst nehmen zu müssen bzw. sogar auch mal über eigene Fehler lachen zu können. Von Herzlichkeit profitieren die Kranken aufgrund ihres großen Bedürfnisses nach Zuwendung und Geborgenheit. Herzlichkeit öffnet Türen, wo sich bereits Tendenzen zu Misstrauen und Rückzug gebildet haben.

Gelassenheit, Toleranz und Humor schützen auch die Betreuenden vor Selbstüberforderung.

GELASSENHEIT Toleranz und Gelassenheit wirken besonders auf jene Kranken entlastend und stressreduzierend, die sich leicht durch eigene Ansprüche unter Druck setzen. Toleranz und Gelassenheit helfen aber auch den Betreuenden dabei, trotz immer neuer und wechselnder Situationen Geduld und Ruhe zu bewahren und im Umgang mit den herausfordernden Verhaltensweisen nicht zu verzweifeln, wenn einfachste Lösungen nicht möglich sind. Toleranz ist zudem wichtig, um einen Demenzkranken nachts auch mit Schuhen, Tageskleidung und Hut im Bett schlafen zu lassen oder um zu akzeptieren, dass er regelmäßig in dieselbe Ecke auf dem Balkon uriniert oder nur noch Schokolade essen will und andere Speisen ablehnt. Gelassenheit ist notwendig, um trotz engagierten Bemühens hinnehmen zu können, dass die Erkrankung weiter fortschreitet und die Erfolge zwangsläufig wieder zunichtegemacht werden. Wir müssen unsere Grenzen im Umgang mit der Erkrankung akzeptieren lernen und uns auch mit kleinen, zeitlich begrenzten Erfolgen begnügen können.

GRENZEN SETZEN Mitunter kommen wir nicht umhin, auch den Kranken Grenzen aufzuzeigen. Dabei sollte eine autoritativ-fürsorgliche Haltung eingenommen werden. Je nach Situation sollten wir so zwischen einer einfühlsam-verständnisvollen Haltung, die die Eigenständigkeit des Kranken achtet, einer zurückhaltend-abwartenden Haltung, die dem Kranken Raum für Eigenaktivität und Kompetenzerleben gibt, und einer zugewandt-führenden Haltung als Strukturierungs- und Orientierungshilfe wechseln.

Im Folgenden sind die wichtigsten Tipps für den Umgang mit Demenzkranken zusammengefasst:

- Schenken Sie dem Kranken Anerkennung, Zuwendung und Aufmerksamkeit.
- Vermeiden Sie fruchtlose Diskussionen. Korrigieren Sie den Kranken nicht ständig, wenn er etwas Falsches sagt.
- Erkennen Sie die Sichtweise des Kranken als für ihn gültig an.
- Achten Sie auf körpersprachliche Signale und gehen Sie auf der Gefühlsebene auf den Kranken ein.
- Lenken Sie ab, anstatt zu konfrontieren.
- Beziehen Sie die Aggressionen des Kranken nicht auf sich, selbst wenn er die Aggressionen gegen Sie richtet.
- Bewahren Sie Geduld und Gelassenheit.
- Achten Sie auf Ihre eigene Körpersprache und Gefühlsbotschaften.
- Erkennen und fördern Sie verbliebene Fähigkeiten.
- Schützen Sie den Kranken vor Überforderung.

- Zeigen Sie dem Kranken Grenzen auf, wenn Sie keine andere Wahl haben. Bleiben Sie dabei möglichst klar, in sich ruhend, unmissverständlich und zugewandt.
- Sprechen Sie deutlich und in einfachen, konkreten Sätzen.
- Stellen Sie Fragen, die der Kranke möglichst einfach, etwa mit Ja oder Nein, beantworten kann. Offene W-Fragen, die mit Wer, Wie oder Was beginnen, können zu schwierig zu beantworten sein.
- Geben Sie wegen des eingeschränkten Kurzzeitgedächtnisses Anweisungen in einzelnen Schritten, also nacheinander.
- Nutzen Sie nichtsprachliche Verständigungsmöglichkeiten: Gestik, Mimik, Vormachen.
- Machen Sie regelmäßig Spaziergänge mit dem Kranken.

Multimodale Anregungen über Sinneserfahrung, Bewegung und Denken, die nicht überfordern, spielerisch sind und Erfolgserlebnisse ermöglichen, sind geeignet.

Gedächtnistrainings

Einfache Gedächtnistrainings können in der frühen Krankheitsphase für Betroffene, die dies gerne tun, hilfreich sein. Vor allem das Gefühl, etwas Sinnvolles zur Förderung von Denken und Gedächtnis zu tun, sowie die geistige Anregung an sich sind wertvoll. Durch die Krankheit bedingte Einschränkungen können mit solchen Trainings jedoch nicht wesentlich gebremst oder gar aufgehalten werden. Ein Gedächtnistraining ist eher für nichtdemenzkranke Menschen sinnvoll, die sich geistig rege halten möchten.

Demenzkranken kann ein Gedächtnistraining sogar schaden, wenn sie damit überfordert werden und es als unangenehm und frustrierend erleben. Sie entwickeln häufig eine Aversion gegen etwas, wenn sie dabei ihre Defizite besonders deutlich wahrnehmen und sich vor anderen bloßgestellt fühlen.

Es gibt einfache und anschauliche Denk- und Gedächtnisspiele, die keinen Leistungsdruck erzeugen und auch von Demenzkranken gut bewältigt werden können. Diese sind eher zu empfehlen als abstrakte Aufgaben, die Demenzkranke besonders schwer erfassen können. Bei spielerischen Aktivitäten in Gruppen sollten die Teilnehmerinnen und Teilnehmer etwa gleiche Fähigkeiten besitzen. Auf eine gelöste Stimmung und Freude an den Aktivitäten ist besonders zu achten.

Tipps für spielerische Denk- und Gedächtnisübungen sind:

- Demenzkranke müssen dabei Erfolgserlebnisse haben (etwa: Kärtchen eines Memoryspiels so begrenzt einsetzen, dass passende Paare nicht zu mühsam gefunden werden können).
- Die Aktivitäten dürfen nicht zu simpel und »kindlich« wirken (ein einfaches Puzzle wie für Kleinkinder wird vielleicht abgelehnt, aber durch Zerschneiden eines Kunstdruckes in zwei bis sechs Teile lässt sich ein auch für Erwachsene ansprechendes Puzzle erstellen).
- Sie sollen Spaß machen.
- Sie sollen anschaulich und konkret sein (viele Sinne einbeziehen) und möglichst mit Bezug zum noch vorhandenen Wissen und den erhaltenen Erinnerungen der Kranken gestaltet sein (alte Küchengeräte und altes Handwerkszeug vorstellen und erklären lassen, was damit gemacht werden kann).
- Sie können mit Bewegungsaktivitäten kombiniert werden: zum Beispiel sich beim Zuwerfen eines Balles jeweils einen Vornamen beginnend mit »A« überlegen oder eine beliebige Pflanze, Speise oder anderes; ebenso das Ertasten eines gebräuchlichen Gegenstandes in einem Säckchen.
- Auch einfache Gesellschaftsspiele wie »Mensch ärgere dich nicht!« oder Domino sind Denk- und Gedächtnisübungen und werden teil-

weise gerne gespielt. Es gibt Farbdominos, die das Zuordnen passender Steine erleichtern, und große Brettspiele mit magnetischen Spielfiguren. Spielregeln können vereinfacht werden und man kann tolerant mit Regelverstößen umgehen.

Spiele für Demenzkranke und Bücher mit vielerlei Ideen und Vorgaben gibt es im Fachhandel da, wo auch Therapiematerial für Kindergärten und für Einrichtungen für Menschen mit Behinderung angeboten wird.

Für das Gedächtnis und um sich im Alltag besser zurechtfinden zu können, sind im frühen Stadium der Alzheimer-Krankheit einfache Gedächtnis»hilfen« sowie das Üben und Erhalten alltagspraktischer Fertigkeiten wie die Nutzung öffentlicher Verkehrsmittel wesentlich nützlicher als alltagsferne Gedächtnisübungen.

Sinnvolle Gedächtnishilfen für Demenzkranke sind:

- Aufschriebe auf einem Notizblock,
- ein Terminkalender,
- das Führen eines Tagebuchs mit wichtigen Ereignissen,
- die Beschilderung von Schränken, um das Einräumen und Wiederfinden von Dingen zu erleichtern, sowie
- ein ausgehängter Tagesplan mit zeitlich festgelegten Aktivitäten.

Diese Hilfen müssen jedoch mit Betroffenen zunächst einige Zeit eingeübt werden, damit sie daran gewöhnt sind, sie zu nutzen.

Realitätsorientierungstraining

Ziel des Realitätsorientierungstrainings (ROT) ist es, verloren gegangene Bezüge und Informationen zur Wirklichkeit zu vermitteln und den Kranken dadurch Sicherheit und Orientierung zu geben. Grundlegende Vorgehensweisen beim ROT sind: wiederholte Informationen über das Datum, die Jahreszeit, den Wochentag, das eigene Alter, den Ort, an dem man sich aufhält, und die aktuelle Lebenssituation. Zudem werden Wissensbezüge zur eigenen Person und ihrem Umfeld (Beruf, Familie) vermittelt sowie zu kommenden und zurückliegenden Ereignissen im Tagesverlauf oder zur Zeitgeschichte.

Das ROT versucht, Fehlwahrnehmungen und falsche Erinnerungen Demenzkranker zu korrigieren.

Die vielfache Kritik nachfolgender Ansätze am ROT bezog sich vor allem auf dessen rigide, schulähnliche und unsensible Formen sowie auf dessen Anwendung auch bei fortgeschritten demenzkranken Personen. Beispiele von Menschen, die jedes Mal zu weinen anfingen, wenn ihnen gesagt wurde, dass ihre Eltern bereits verstorben seien, weil sie glaubten, dass sie noch am Leben seien, wurden gern zur Demonstration der Unangemessenheit des ROT eingesetzt.

Die Kritik am ROT war richtig und notwendig, trotzdem ist der Ansatz nicht wertlos. Gerade in der Anfangsphase einer Demenz sind die Bezüge zur Gegenwart und zu alten Erinnerungen noch sehr fließend und wechselnd. Daher kann es für einen demenzkranken Menschen sehr wohl hilfreich sein, Informationen zum Gegenwartsbezug zu erhalten, wenn diese Informationen noch gut integrierbar oder ohnehin noch latent vorhanden und abrufbar sind. So kann es in den ersten Tagen nach dem Einzug in eine Pflegeeinrichtung wichtig sein, immer wieder zu erfahren, an welchem Ort man sich befindet.

Entscheidend ist, wie diese Informationen aufgenommen werden. Wirken sie klärend und entlastend, sind sie angemessen. Wirken sie eher verwirrend und desintegrierend, sind sie ungeeignet. Wie so oft geben uns die Reaktionen der Kranken bzw. unsere intuitive Einschätzung ihrer Reaktionsweise und ihrer aktuellen geistigen Verfassung die Orientierung für unseren Umgang mit ihnen.

Die Reaktionen der Kranken geben uns die wichtigste Orientierung für unser Handeln und unseren Umgang mit ihnen. Solange wir darauf achten, können wir auch Experimente wagen. Dabei gilt: Was im Moment gut ankommt, kann wenig später Stress und Abwehrverhalten auslösen – und umgekehrt.

Bei reflektierten Anwendungen des Realitätsorientierungstrainings wird versucht, Übungen zu gestalten, die einen direkten Bezug zur Lebenswelt oder Biografie des älteren Menschen haben. Es wird darauf geachtet, dass kleine, prinzipiell lösbare Aufgaben gestellt, dass ausreichend Lob und Anerkennung vermittelt und dass Korrekturen einfühlsam und so unauffällig wie möglich gegeben werden.

Eine besondere Einsatzmöglichkeit des ROT bietet sich bei älteren Menschen, die neben einer leichten Demenzsymptomatik lange allein und isoliert gelebt haben. Sie können durch das Training einen neuen Zugang zu ihrem aktuellen Lebensumfeld und damit auch an Selbstständigkeit und Selbstwert gewinnen.

Ein gezieltes Eingehen auf den inneren Bezugsrahmen einer Person möchte ich am folgenden Beispiel verdeutlichen.

BEISPIEL

Frau Meier ist demenzkrank und leidet zudem an der Parkinson'schen Krankheit. Sie ist sehr vergesslich und desorientiert, erkennt aber noch gut Personen aus ihrem Umfeld. Ihr Altgedächtnis ist weitgehend intakt. Sie lebt seit zwei Monaten in einem Pflegeheim. In dem gut geführten Heim hat sie ständig Menschen um sich. Frau Meier glaubt manchmal, in einem Krankenhaus zu sein, dann wieder meint sie, sich in einer Unterkunft auf einer Seniorenreise zu befinden oder tatsächlich in einem Pflegeheim zu leben. Ab und zu geht sie davon aus, dass ihre Tochter auch ein Zimmer in dem Haus hat. Sie ruft dann unter der ihr bekannten Telefonnummer bei ihr an und bittet sie, doch mal eben bei ihr vorbeizuschauen. Es kann zudem sein, dass sie das Zimmer inklusive Toilette, in dem sie jetzt wohnt, als ihre kleine neue Wohnung betrachtet.

Die Klarheit ihrer Orientierung ist sehr wechselhaft, abhängig von der Tageszeit, von situativen Gegebenheiten und von ihrer situativen Befindlichkeit. Der wiederholte Wechsel ihrer Wirklichkeitskonstruktionen scheint Frau Meier nicht allzu sehr zu irritieren, zumal jede ihrer Wirklichkeiten auch eine ungefähre Vorstellung der nahen Vergangenheit und der Zukunft enthält.

Die Mitarbeiter im Heim nehmen Frau Meier als eine der demenzkranken Bewohnerinnen wahr, die noch »immer wieder auf der Durchreise« sind. Das passt zum inneren Bezugsrahmen von Frau Meier, die die Räume und die Menschen in der Einrichtung auch nach drei Monaten noch nicht so kennt, dass sie das Gefühl haben kann, über eine längere Zeitspanne hinweg dort zu wohnen. Auch wenn sich Frau Meier mehr und mehr eingewöhnen wird, so werden die Bezüge doch hin und wieder wechseln, abhängig auch von Einflüssen der jeweiligen Situation.

Verunsichert oder enttäuscht reagiert sie meist dann, wenn Erwartungen bezüglich der nahen Zukunft nicht eintreten. Die Herausforderung für die Betreuenden besteht dann darin, jeweils angemessen darauf zu reagieren. Immer wieder stellt sich die Frage, ob man ihren jeweiligen momentanen Bezugsrahmen aufnehmen und innerhalb ihrer Wirklichkeit reagieren soll oder ob man ihren Bezugsrahmen aktiv verändern und gestalten soll, etwa durch Informationen wie: »Sie sind hier im Pflegeheim.«

Als ihre Zimmermitbewohnerin auszieht und der Einzug einer neuen Mitbewohnerin ansteht, verunsichert das Frau Meier sehr und sie meint, dass wohl allgemeine Aufbruchstimmung im Haus herrsche und sie daher auch wieder nach Hause in ihre Wohnung gehen werde. Aufgrund der entstehenden Unsicherheit orientiert sie sich wieder stärker an ihrer eigenen Wohnung, da diese in ihrer Erinnerung mit Sicherheit und Vertrautheit verbunden ist. Der Weggang der Mitbewohnerin legt ihr zudem nahe, dass ihr derzeitiger Aufenthaltsort wohl keine dauerhafte Bleibe sein kann. Die Unsicherheit und die innere Anspannung, in der sie sich nun befindet, lassen sie rigide an Erinnerungen festhalten, die am meisten Sicherheit vermitteln. Dies ist deshalb nicht der Zeitpunkt, um Sichtweisen infrage zu stellen.

Die Tochter bemerkt bei einem Anruf die Anspannung der Mutter, die auf eine Lösung drängt. Sie ist sich im Klaren darüber, dass Realitätsorientierung in diesem Moment unangebracht wäre, da die Mutter sich auf keine andere Realität einlassen kann. Die Tochter kann also nur den Bezugsrahmen der Mutter aufgreifen. Eine vorübergehende Unterkunft entsprechend der Wahrnehmung der Mutter könnte zum Beispiel ein Krankenhaus sein. Die Tochter vermittelt der Mutter daher, dass sie im Krankenhaus und die Bettnachbarin nun wieder gesund sei und deshalb nach Hause gehe. Die Mutter sollte aber wegen ihrer Parkinsonerkrankung noch eine Weile im Krankenhaus bleiben.

Im Bezugsrahmen der Mutter ist diese Antwort gut passend und wird von ihr akzeptiert. Zugleich wird das von ihr negativ bewertete Zurückbleiben positiv mit der Erwartung verbunden, dass das Verbleiben dem eigenen Gesundwerden dient. Die Mutter muss zudem ihre Erwartung auf eine Rückkehr in die eigene Wohnung nicht aufgeben (Suche nach Sicherheit). Die Tochter fügt noch hinzu, dass ihr Aufenthalt auch vom Arzt befürwortet würde. Sie weiß, dass die Mutter den Empfehlungen des Arztes Bedeutung beimisst. Damit wertet sie den Aufenthalt weiter auf und schafft Vertrauen in die Situation. Die Mutter empfindet keinen akuten Handlungsbedarf mehr.

Es gibt andere Situationen, in denen die Mutter aufnahmefähiger, entspannter, offener und nicht durch Stress belastet ist. Ihre Wirklichkeitskonstruktion ist dann offener und sie kann neue und von den eigenen Vorstellungen abweichende Informationen eher aufnehmen und akzeptieren. Informationen, wie sie zum Beispiel auch beim Realitätsorientierungstraining gegeben werden, könnte sie dann gegebenenfalls aufnehmen und verarbeiten. Es wäre sogar möglich, mit der Mutter über die Gründe des Wohnens im Pflegeheim zu sprechen. Allerdings wird sie das Gespräch nur bedingt und bei mehrmaliger Wiederholung im Gedächtnis behalten. Und: In Stresssituationen wird sie möglicherweise eher wieder auf alte gefestigte Erinnerungen zurückgreifen.

Alternativ zur Vorgehensweise der Tochter wäre es auch möglich gewesen, auf die Unsicherheit der Mutter validierend einzugehen.

> Validation, Seiten 77 f., 85, 107

Das Beispiel von Frau Meier macht deutlich, wie sehr ein angemessener Umgang mit Demenzkranken von einer guten und raschen intuitiven Erfassung des aktuellen geistigen Bezugsrahmens des Kranken, seiner Gefühlsverfassung und der momentanen Gegebenheiten in der Situation abhängt. Handelt die Tochter von Frau Meier im obigen Beispiel noch authentisch? Ist sie nicht unehrlich, belügt und manipuliert die Mutter und nutzt ihre Schwäche aus? Diese Fragen werden oft von Angehörigen gestellt, die sich auf die Betreuung eines demenzkranken Familienmitglieds einlassen, aber auch professionell Pflegende beschäftigen solche Fragen.

Hat der Betreuende selbst das Gefühl, einen demenzkranken Menschen zu belügen oder ihm gegenüber unehrlich zu sein, dann wirkt er gegebenenfalls nicht authentisch. Dies wird vom Kranken unter Umständen sensibel wahrgenommen. Die Echtheit im Umgang hat damit zu tun, inwieweit es gelingt, den inneren Bezugsrahmen des Kranken als für ihn gültig und richtig anzunehmen und die Wirklichkeit des Kranken als seine Wirklichkeit zu akzeptieren. Der Betreuende akzeptiert sozusagen zwei Wirklichkeiten, die eigene und die des Kranken.

Aus dem obigen Beispiel wird deutlich, dass es Situationen gibt, in denen für den Kranken seine eigene Wirklichkeitskonstruktion bindend und maßgeblich ist. Mit welchem Recht nehmen wir ihm diese Wirklichkeit, die auf seinen Möglichkeiten und Fähigkeiten beruht? Aus dieser Perspektive heraus geht es weniger um »wahr« oder »falsch«, um »ehrlich« oder »verlogen«, sondern darum, den Kranken in seiner für ihn möglichen und gültigen Sicht der Realität ernst zu nehmen.

»Schonung geht vor Wahrheit« ist laut der Begründerin (Barbara Romero) der Selbsterhaltungstherapie für Demenzkranke eine gute, pragmatische Orientierung.

Die Beachtung der Person und der Würde demenzkranker Menschen ist kaum durch allgemein gültige Regeln umsetzbar, die sich meist mehr an Ideologien als an der Person des Kranken orientieren. In der Praxis ist es wertvoller, sich situationsbezogen immer wieder neu selbstkritisch mit dem eigenen Tun auseinanderzusetzen: Habe ich den Kranken entsprechend seiner momentanen Verfassung und seinem Urteilsvermögen ausreichend in Entscheidungen, die ihn selbst betreffen, einbezogen? Habe ich ihn seinem Verständnisvermögen entsprechend informiert? So bleiben die Kranken und unsere Haltungen im Fokus der Aufmerksamkeit und nicht etwa starre Regeln. Neben dem vorrangigen Blick auf die Kranken dürfen bei Entscheidungen zum Umgang mit ihnen auch die existenziellen Bedürfnisse Betreuender nach Schutz vor Überforderung nicht außer Acht gelassen werden.

? Selbstreflexion Was sind die grundlegenden Bedürfnisse dieses Kranken? Gibt es bei dieser Einschätzung Unsicherheiten? Was kann ich tun, um auf die grundlegenden Bedürfnisse ein-

zugehen, und wo sind meine Grenzen bzw. wo setze ich meine Grenzen? War mein Verhalten für den Demenzkranken hilfreich oder störend? Für wen war mein Verhalten sonst noch gut oder schlecht?

Validation

»Validieren« bedeutet wörtlich »bekräftigen« oder »für gültig erklären«. Beim Ansatz der Validation ist damit gemeint, die Sichtweisen Demenzkranker für gültig zu erklären und sie zu bestätigen, ohne sie an der Wirklichkeit zu überprüfen oder gar zu korrigieren. Dem gefühlsmäßigen Inhalt der Aussagen demenzkranker Menschen wird mehr Bedeutung beigemessen als deren Wahrheitsgehalt. Validationsanwender versuchen, den gefühlsmäßigen Inhalt einer Äußerung zu erfassen und diesen in für den Demenzkranken angemessener Weise wiederzugeben.

Die Validation führte vor etwa zwanzig Jahren zu einem Paradigmenwechsel in der Betreuung Demenzkranker. Konzentrierten sich Betreuende und Pflegekräfte bis dahin auf die Kompensation der Leistungsdefizite, wurden nun die Gefühle und die Erlebenswelt Demenzkranker in den Mittelpunkt gerückt. Nach wie vor ist die Validation der am weitesten verbreitete Ansatz. Die meisten Pflegekräfte empfinden die intuitive, gefühlsorientierte und klar strukturierte Vorgehensweise der Validation ihrem beruflichen Selbstverständnis nahe.

LITERATUR

Als Begründerin des Validationsansatzes gilt Naomi Feil (2005). Ihr Ansatz wurde jedoch immer wieder in Teilaspekten kritisiert. In Deutschland hat sich die Integrative Validation (IVA) nach Nicole Richard (2001, Richard u. a. 2016) auf einer fachlich solideren Basis etabliert, siehe auch unter www.integrative-validation.de.

Anwender der Methode der IVA konzentrieren sich zur Eröffnung des Kontaktes darauf, die Gefühle des Gegenübers wahrzunehmen, sie wertzuschätzen und ihnen Gültigkeit zuzusprechen. Die IVA versteht sich selbst nicht als Therapie, sondern als Kommunikationshilfe. Sie stützt sich darauf, dass die emotionalen und sozialen Fähigkeiten bei Menschen selbst mit einer fortgeschrittenen Demenz noch gut vorhanden sind. Begegnungen, Kontakte und Kommunikation, die auf diese Kompetenzen oder Ressourcen aufbauen, erhalten große Bedeutung.

Ressourcen

Ressourcen als vorhandene Fähigkeiten und Kraftquellen stehen Menschen zur Gestaltung und Bewältigung ihrer Lebenssituation zur Verfügung. Sie haben immer einen lebensgeschichtlichen Bezug. Während die Beeinträchtigungen durch eine Demenzerkrankung teilweise leicht zu erkennen sind, müssen die Ressourcen der Betroffenen behutsam ermittelt werden.

Die IVA erkennt in Antrieben und Gefühlen zwei wichtige Ressourcen demenzkranker Menschen (Richard u. a. 2016):

Ressource Antriebe Mit Antrieben sind in diesem Zusammenhang verinnerlichte Normen, Werthaltungen und Lebensprinzipien gemeint, die tief verankert sind. Sie sind dadurch auch in der Demenz noch wegweisende Leitlinien und zentrale Motive für das Handeln. Beispiele solcher Antriebe sind Ordnungssinn, Pflichtbewusstsein oder Fürsorglichkeit. Solche Prinzipien sind stark mit dem Selbstwertgefühl, der Sinnhaftigkeit und der Stimmigkeit des eigenen Lebens verbunden. Daher wirkt auch ihre positive Bestätigung (Validation) und Beachtung durch andere Menschen sehr unterstützend und wertschätzend.

Ressource Gefühle Demenzkranke äußern Gefühle meist sehr unmittelbar und echt als Reaktion auf Erfahrungen in unterschiedlichen Situationen oder einfach als Ausdruck der momentanen Befindlichkeit. Da kognitive Aspekte zunehmend in den Hintergrund treten, stellen

Gefühlsäußerungen überhaupt den unmittelbarsten Ausdruck einer demenzkranken Person dar. Eine positive Bestätigung oder Rückmeldung (»gefühlsmäßiges Echo«) verbal oder nonverbal gezeigter Gefühle bestätigt und stützt damit auch unmittelbar die Identität des Kranken. Gefühle geben Demenzkranken neben den Antrieben zudem die wichtigste Orientierung für ihr Verhalten und auch für ihr Denken.

Die Grundlage des Kontaktes zum demenzerkrankten Menschen besteht nach der IVA darin, ein ernst nehmendes und vertrauensvolles Klima zu schaffen.

Wenn Antriebe und Gefühle des Demenzkranken ernst und wahrgenommen und in kleinen Sätzen wertschätzend wiedergegeben werden (»individuell validiert«), dann fühlt sich die Person verstanden. »Wir sind das Echo, wir können den oftmals isolierten Äußerungsformen Demenzerkrankter eine Sprache geben« (Richard 2006, S. 6). Damit ist gemeint, dass Äußerungen, die nur durch Körperhaltung, Mimik und Handlungsimpulse zum Ausdruck kommen, sensibel aufgegriffen und validiert werden können. Die validierenden Sätze sollen möglichst kurz und direkt sein. Wesentlich ist eine authentische Sprache. Das heißt, der Validierende muss mit dem, was er sagt, authentisch in Haltung, Tonfall und Mimik übereinstimmen. Die IVA nutzt dabei die Kraft und Vertrautheit allgemeiner Redeformen, von Metaphern und Sprichwörtern (»allgemein validieren«). Der Ansatz arbeitet zur Eröffnung der Kommunikation in drei Schritten. Dabei lautet die Grundfrage der IVA stets: Wie komme ich in Kontakt bzw. zur Kommunikation mit den demenziell erkrankten Menschen?

Schritt 1 Das Gefühl und den Antrieb des Demenzkranken wahrnehmen, erspüren.

Schritt 2 Diese Aspekte validieren, das heißt, in direkten und kurzen Sätzen die Gefühle und Antriebe anzunehmen, zu akzeptieren und wertzuschätzen. Eine persönliche Rückmeldung geben.

Schritt 3 Diese Aspekte allgemein validieren, zum Beispiel mit Sprichwörtern, Volksweisheiten, Liedern, Redewendungen etc. eine allgemeine Rückmeldung geben.

Als Hilfestellungen gelten folgende Regeln:

- Immer mit dem stärksten Gefühl beginnen (etwa die Wut vor der Enttäuschung, Misstrauen vor Angst).
- Dem stärksten Gefühl die »emotionale Spitze« nehmen, vor allem bei Trauer, Ratlosigkeit, Angst, dann im Anschluss mit Kraft gebenden Antrieben arbeiten.
- Nicht mit negativen Bewertungen von Gefühlen arbeiten, zum Beispiel aggressiv, böse, dominant etc. (dominant = Eigenwille, Strenge: »Sie wissen, was Sie wollen«; böse = Ärger, Wut, Zorn: »Da kann man sich ärgern. Sie sind ganz außer sich.«).
- Mit kurzen, klaren Sätzen arbeiten. Die Gefühle und Antriebe werden von uns wahrgenommen und in direkter Weise »gespiegelt«.
- Eine Rückmeldung in dreifacher Hinsicht geben: verbal, nonverbal (Körpersprache), paraverbal (Tonfall).
- Bei sehr stark geäußerten Gefühlen ist das nonverbale und paraverbale Spiegeln fast wichtiger als das verbale. Mit anderen Worten: Was wir sagen, muss in Übereinstimmung stehen mit unserer Körpersprache und Betonung. Dabei ist es wichtig, authentisch zu bleiben.

Eine konkrete Umsetzung der drei Schritte möchte ich am folgenden Beispiel verdeutlichen:

Eine demenzkranke Frau äußert: »Ich muss zu meinen Kindern, die Schule ist aus. Ich habe den Schlüssel.« Sie wirkt unruhig und besorgt.

Schritt 1 Erkennen, was die erkrankte Person verbal und nonverbal äußert (Gefühle und Antriebe):
Unruhe, Aufregung, Sorge, Verzweiflung, Pflichtbewusstsein, Verlässlichkeit, Angst, Liebe.

Schritt 2 Gefühle und Antriebe benennen und nonverbal spiegeln, bis die »emotionale Spitze« aufgelöst ist:

- »Sie haben keine Ruhe mehr.«
- »Sie sind sehr in Sorge.«
- »Es ist zum Verzweifeln.«
- »Auf Sie kann man sich verlassen.«
- »Sie kennen Ihre Pflichten.«
- »Da wird man auch ängstlich.«
- »Sie lieben Ihre Kinder.«

Schritt 3 Redewendungen und Lebensthemen:

- »Kleine Kinder, kleine Sorgen; große Kinder, große Sorgen.«
- »Als Mutter von drei Kindern wissen Sie, was Arbeit ist.«
- »Sie haben immer alle versorgt.«
- »Auf Sie ist Verlass.«
- »Sie haben Ihre Pflicht getan.«
- »Sie können stolz auf sich sein.«

Die IVA geht davon aus, dass Gefühle, die nicht wahrgenommen oder geleugnet werden, die Tendenz haben, stärker zum Ausdruck zu kommen. Wenn sie bei Menschen mit einer Demenz bewusst wahrgenommen und benannt werden, können demnach belastende Gefühlsmomente ausfließen, sich auflösen und angenehme Gefühlsmomente werden lebendiger. Antriebe von Menschen zu validieren heißt, deren Regeln und Normen zu akzeptieren und wertzuschätzen, und zwar unabhängig davon, ob diese auch für uns gelten.

Die IVA zeigt in der Grundhaltung und Vorgehensweise viele Parallelen zum personzentrierten Ansatz nach Carl Rogers. Die IVA versteht sich selbst nicht als allumfassende und einzige Methode im Umgang mit Demenzkranken, sondern als ein hilfreicher Weg unter anderen.

Ein validierender Umgang muss sich nicht immer an die starren Regeln halten, wie sie zuvor beschrieben wurden. Entscheidend sind das Einüben und die Grundausrichtungen. Die Validation wirkte in den Neunzigerjahren und darüber hinaus in der Altenpflege fast revolutionierend. Ausgehend von einem bis dahin stark auf Funktionalität und Kompetenzverbesserung ausgerichteten Pflegeverständnis stellte sie die Kommunikation, die Beziehungsqualität und das Wohlbefinden der betreuten und gepflegten Menschen in den Mittelpunkt. Dies kommt dem Grundanliegen vieler Menschen im Pflegeberuf entgegen. Die Wirkung der Validation ist vor allem darin zu sehen, dass Demenzkranke sich besser von den Pflegenden verstanden fühlen. Dies führt auch dazu, dass sich Stress und Desorientiertheit verringern. Demenzkranke Menschen fühlen sich wertgeschätzt und angenommen.

Demenzkranken Menschen wertschätzend und akzeptierend in deren inneren Bezugsrahmen zu begegnen (zu validieren) hilft nicht nur den Kranken. Es erleichtert auch den Betreuenden, gelingende und gute Beziehungen zu den Betroffenen aufzubauen.

Erinnerungspflege

Erinnerungspflege oder Biografiearbeit kommt in vielen Ansätzen für Demenzkranke vor, denn ihnen fällt es schwer, von neuen Erlebnissen Erinnerungen zu bilden und sie wieder abzurufen. Dagegen ist der Abruf von Erinnerungen, die bereits vor der Krankheitsphase gut verankert waren, lange Zeit möglich. > Gedächtnistraining, Seiten 37, 64, 68 ff.

Durch die Beschäftigung mit Erinnerungen werden Ressourcen Demenzkranker angesprochen. Die Kranken erleben sich kompetenter und ihr Identitätsgefühl wird gestärkt. Insbesondere schöne, erfüllende, angenehme oder selbstwertstützende Erinnerungen können sich stabilisierend und wohltuend auswirken. Solange die Aufmerksamkeit auf die Erinnerungen gerichtet ist, treten belastende Erfahrungen in der aktuellen Lebenssituation in den Hintergrund. Gefühle von Glück, Freude, Stolz sowie Haltungen wie Lebensmut, Tatkraft und Optimismus können so intensiv erlebt und reaktiviert werden. Allein die physiologischen Wirkungen solcher Reaktionen sind für Demenzkranke erheblich und auch therapeutisch wertvoll.

Erinnerungspflege mit Demenzkranken ist kein sentimentales Schwelgen in der Vergangenheit, sondern eine stimulierende Aktivität, die Kommunikationsmöglichkeiten eröffnet. In Gruppen Gleichaltriger kann Erinnerungspflege zudem eine Verbundenheit auslösen. Frühere Fertigkeiten und verschüttete Kompetenzen können durch den Bezug zur eigenen Vergangenheit reaktiviert und belebt werden. Regelmäßiges Wiedererinnern verfestigt Gedächtnisinhalte und macht sie trotz zunehmender Demenz länger abrufbar.

Da es mit fortschreitender Erkrankung schwieriger wird, Erinnerungen anzusprechen, sind einige Strategien und Hilfen wertvoll.

Aktivierung von »Erinnerungsinseln« Demenzkranke haben oft bestimmte typische Erinnerungen, die für sie bedeutsam sind und durch wiederholten Abruf (häufiges Erzählen) gut verfestigt sind. Entweder sprechen die Kranken solche Geschichten spontan von selbst an oder es ist im fortgeschrittenen Krankheitsstadium an nichtsprachlichen Reaktionen zu bemerken (etwa ein aufmerksamer Blick, lebendige Mimik), wenn ein Thema auf Resonanz stößt. Wird auf diese »Erinnerungsinseln« oder »Lichtungen« zunächst Bezug genommen, ergibt sich eine gute Ausgangsbasis, um weitere, assoziativ verknüpfte Themen anzusprechen.

Beispiele für allgemein gut ansprechbare Erinnerungen sind: Streiche in der Kindheit, Feiern und Urlaubsreisen, Erlebnisse mit wichtigen Bezugspersonen, Schulerlebnisse, Hobbys, die erste Liebe, Beginn der Berufstätigkeit, Zeit der Familiengründung etc. Besonders wichtig sind alle Erinnerungen, die selbstwertstützend sind bzw. mit »Lebensstolz«

verbunden sind: Auf was bin ich stolz oder wann habe ich mich stolz gefühlt? Was habe ich gut gemacht? Wo habe ich viel geleistet?

Allzu direkte Fragen und insistierendes Nachfragen sollten vermieden werden, da sich die Kranken schnell bedrängt fühlen und befürchten, durch offenkundig werdende Wissenslücken bloßgestellt zu werden. Statt offen zu fragen: »Wo sind Sie in die Schule gegangen?«, ist es meist besser, bereits eine Antwortmöglichkeit vorzuschlagen: »Sind Sie denn in der Nähe von Stuttgart in die Schule gegangen?« Auf diese Frage lässt sich mit Ja oder Nein antworten oder eine ausweichende unspezifische Antwort geben. Anstatt nach Informationen oder Daten zu fragen, ist es häufig sinnvoller, etwa nach Erlebnisqualitäten zu fragen wie: »Das hat Sie bestimmt stolz gemacht?« Oftmals sind Fragen ohnehin weniger wichtig als Bemerkungen, die das Interesse bekunden und den Erzählenden zum Weitererzählen animieren: »Ach, das habe ich gar nicht gewusst.« Oder: »Da haben Sie ja eine Menge erlebt.«

Medien und Gegenstände nutzen Durch den sinnlichen Kontakt mit Dingen aus der eigenen Vergangenheit (»Erinnerungsköder«) werden Erinnerungen oft leichter angesprochen und intensiver wiedererlebt. Erinnerungsköder können sein: alte Fotos, ein Schulranzen oder eine Schiefertafel, Stofftaschentücher, alte Küchengeräte, Fotos von alten Autos, gebräuchliche Produktverpackungen von Lebensmitteln, Waschmitteln etc. Auch Medien und Aktivitäten können als Erinnerungsköder eingesetzt werden, beispielsweise einen alten Schlager spielen, alte Filme zeigen oder eine Tanzrunde veranstalten.

»Schmerzhafte« Erinnerungen Ein demenzkranker Mann erzählt vielleicht immer wieder vom überraschenden Tod seines Bruders, den er als großen Verlust erlebt hatte, und wirkt dabei sichtlich traurig. Warum taucht diese Erinnerung immer wieder auf und in welchem Zusammenhang? Tritt sie etwa jetzt immer wieder auf, weil er sich selbst derzeit häufig so mutlos und verlassen fühlt, wie er sich damals fühlte? Sein momentaner Gefühlszustand löst dann assoziativ die Erinnerung aus. In diesem Fall wäre es falsch, allzu sehr auf seine Erinnerung einzugehen. Stattdessen sollte nach den eigentlichen Ursachen seiner Traurigkeit geforscht werden. Es könnte sein, dass er sich nutzlos und überflüssig vorkommt und ihm eine Aufgabe sofort helfen würde, sich besser zu fühlen.

Es kann aber auch sein, dass die Erinnerung aufbricht, da er zunehmend in seiner Vergangenheit lebt und der Tod des Bruders ein gut in der Erinnerung verankertes Ereignis ist, das intensiv erlebt wurde. Hatte er sich damals zu wenig Zeit für die Trauer um seinen Bruder nehmen können? Bricht der Schmerz jetzt auf, weil die Abwehr der Gefühle durch die Demenz zunehmend weniger möglich ist? Kann er durch die Wahrnehmung und den Ausdruck seiner Gefühle jetzt noch Trauer nachholen und sollte man ihn dabei begleiten, also mit ihm über seinen Bruder und seine Gefühle sprechen?

Es kann noch andere Auslöser geben, etwa dass er in der Pflegeeinrichtung, in der er jetzt lebt, immer wieder schwer kranke Menschen sieht, die ihn an seinen kranken Bruder in der letzten Lebensphase erinnern. Oder fühlt er sich verlassen, hat zu wenig Kontakt, nimmt seine eigene Lebenssituation und die Verluste seiner Kompetenzen besonders wahr oder ist gerade einem traurig wirkenden Menschen begegnet, was ihn stark berührt hat? Es gibt häufig mehrere Erklärungsmöglichkeiten für die Verhaltensweisen und emotionalen Reaktionen Demenzkranker. Manchmal dauert es lange, bis die hauptsächlichen Auslöser gefunden werden.

Grundsätzlich ist es in einer Situation, wie im obigen Beispiel beschrieben, richtig, die Gefühle der Kranken zunächst ernst zu nehmen und zu validieren. Ob es dann sinnvoll ist, den Kranken eingehend Trost und Zuwendung zu schenken, mit ihnen über das zu sprechen, was sie beschäftigt, oder ihnen eine Aktivität vorzuschlagen und ein anderes Thema anzusprechen, das hängt sehr von ihrer psychischen Verfassung ab. > Validation, Seiten 77 f., 107

Die Intuition der Betreuenden und eine gute Beobachtungs- und Auffassungsgabe ist in solchen Situationen wichtig. Mitunter muss auch versuchsweise gehandelt werden, um durch die Reaktion der Kranken einen Schritt weiterzukommen.

Scheinbar unangenehme Erinnerungen können für die Kranken gleichzeitig auch positiv besetzt sein. So können schwere Kriegserlebnisse für Männer durchaus mehrere positive Aspekte aufweisen. Dies kann beispielsweise sein, wenn große Belastungen und Gefahren durchgestanden werden mussten oder aber Kameradschaft und Verbundenheit in schweren Zeiten intensiv erlebt wurden. Hochaltrige Menschen verknüpfen beispielsweise die Zeit bei der Hitlerjugend in ihrer Erinnerung mit positiven Erfahrungen, da sie dort Gemeinschaft fanden, sich bei Sport und Spiel austoben konnten und viele noch heute im Gedächtnis gut erhaltene Volks- und Wanderlieder gelernt und gesungen haben.

Alte Kompetenzen aufleben lassen Wichtig ist, auf alte und früh gelernte Handlungskompetenzen zurückzukommen. Eine ehemalige Mitarbeiterin eines Blumengeschäfts kann zeigen, wie man Blumen bindet, wenn sie welche geschenkt bekommt und über ihre Arbeit erzählen kann. Demenzkranke sind stolz, wenn sie Betreuenden zeigen und erklären können, wie sie etwa alte Küchengeräte benutzt haben. Aber Vorsicht: Werden Kompetenzen oder Fähigkeiten angesprochen, die die Kranken nicht mehr beherrschen (etwa Klavierspielen), kann es zu Frustrationen kommen.

Auf Dauer und Zeitpunkt achten Wie bei jeder Aktivität, die die Aufmerksamkeit und Konzentration der Kranken fordert, hat es nur Sinn, sie durchzuführen, wenn die Kranken nicht übermüdet sind. Sobald deutliche Ermüdungszeichen auftreten, die sich auch in zunehmender Unruhe, Angespanntheit oder Unkonzentriertheit äußern können, sollte eine Pause eingelegt oder die Aktivität ganz beendet werden. Vielleicht ist dann eher ein Spaziergang oder einfach nur Ausruhen das Richtige. Je weiter eine Demenzerkrankung fortschreitet, desto kürzer werden die Phasen, in denen gezielte Aufmerksamkeit und Konzentration möglich sind, und desto länger werden erforderliche Ruhephasen.

Erinnerungspflege erfordert, dass sich Betreuende einige grundlegende Kenntnisse über die gesellschaftlichen und geschichtlichen Zusammenhänge der zurückliegenden acht bis neun Jahrzehnte aneignen. Dazu gehören auch die gängigen Werthaltungen, Lebensgewohnheiten und Bräuche der Menschen in den verschiedenen Jahrzehnten. Bücher, die bebilderte Chroniken enthalten, sind hilfreich und im Buchhandel oder in Bibliotheken erhältlich.

Lernen und üben – verhaltenstherapeutische Hilfen

Trotz der Beeinträchtigungen von Merkfähigkeit und Denken sind operantes Lernen, der Auf- und Abbau von Reiz-Reaktions-Verknüpfungen sowie Gewohnheitsbildung für Demenzkranke noch gut möglich. Im Frühstadium der Alzheimer-Krankheit lassen sich zudem positive Erfahrungen mit kognitiver Verhaltenstherapie machen.

Kognitive Verhaltenstherapie

Eine gängige Technik der kognitiven Verhaltenstherapie ist die Modifikation negativer oder »dysfunktionaler« Kognitionen (Forstmeier & Roth 2017). Durch die Symptome einer Alzheimer-Erkrankung und zum Teil auch anderer Demenzen erleben die Kranken bereits früh Kompetenzverluste und Einschränkungen ihrer Handlungsmöglichkeiten. Infolgedessen bauen sich negative Kognitionen (Gedanken und Bewertungen) bewusst oder unbewusst auf (»Ich werde völlig verblöden«, »Ich habe nicht mehr lange zu leben«, »Ich kann überhaupt nichts mehr«, »Niemand darf mir etwas anmerken«). Auch Verleugnen und Bagatellisieren werden als dysfunktionale Kognitionen aufgefasst (»Ich bin nur unkonzentriert, eigentlich fehlt mir nichts«, »Nicht ich mache Fehler, sondern die anderen versuchen, mir das Leben schwer zu machen«).

Wenn solche dysfunktionalen Kognitionen längere Zeit bestehen, führen sie auch zu negativen Emotionen, zu Depressivität, Vermeidungsverhalten, Passivität und Antriebsverlust sowie letztlich dadurch zu einem beschleunigten geistigen Abbau. Depressive Verstimmungen lösen zudem weitere »katastrophisierende« Denkmuster aus: »Es ist alles zu Ende«, »Die Welt geht zugrunde«, »Ich bin nur noch eine Last«. Dadurch geraten vorhandene Ressourcen, Potenziale und positive Erlebensbereiche immer mehr in den Hintergrund und werden nicht mehr genutzt.

Thorsten Ehrhardt und Anita Plattner (1999) schlagen für die kognitive Therapie mit Alzheimer-Kranken im Frühstadium eine mehrstufige Vorgehensweise vor:

Annehmen und Ausdrücken negativer Gefühle Wenn Schuld- und Schamgefühle zur Verleugnung führen, sollte der Therapeut sehr einfühlsam vorgehen und dem Kranken diesen (aus seiner Situation zunächst sinnvollen) Bewältigungsmechanismus nicht absprechen. Zu Beginn geht es dann darum, dass der Kranke einen Zugang zu seinen negativen Gefühlen findet und sie akzeptieren kann. Hierbei spielt eine annehmende, validierende und wertschätzende Haltung des Therapeuten eine wichtige Rolle (Grundvariablen nach Carl Rogers).

Die Autoren betrachten die Konfrontation mit einer bedrohlichen Diagnose wie der Alzheimer-Krankheit als traumatisches Erlebnis, bei dessen emotionaler Bewältigung Trauerprozesse und damit der Ausdruck von Emotionen eine wichtige Rolle spielen. Kommt es nicht zu diesem Prozess, bleiben die Gefühle mehr oder weniger latent vorhanden und rauben dem Alzheimer-Kranken psychische Energie und Aufmerksamkeit, die er nicht mehr für anderes nutzen kann.

Aufdecken dysfunktionaler Kognitionen Steht der Kranke besser in Kontakt mit seinen Gefühlen und kann er auch negative Gefühle zum Ausdruck bringen, dann erfolgt der nächste Schritt, bei dem es um das Aufdecken bzw. die Exploration dysfunktionaler Kognitionen geht. Auch sie werden als eine ganz normale Reaktion auf eine große Belastung angesehen. Eine Methode zum Aufdecken dysfunktionaler Kognitionen kann zum Beispiel die Diskussion der »schlimmsten Befürchtung« sein. Damit werden negative Gefühle nicht abgesprochen, sondern kommen zum Ausdruck, und es kann dadurch erstmals Raum für alternative Gedanken und Bewertungen geschaffen werden.

Hinterfragen dysfunktionaler Kognitionen Als eine mögliche Technik hierzu schlagen Erhardt und Plattner den sokratischen Dialog vor, bei dem es Aufgabe des Therapeuten ist, dem Kranken durch geeignete Fragen nahezubringen, dass seine negativen Gedanken und Bewertungen unlogisch oder hinderlich für ihn selbst sind. Eine andere Methode ist, gemeinsam den Realitätsgehalt der Kognitionen zu prüfen. Auch ein Rollenspiel wird als Möglichkeit gesehen. Der Therapeut kann im Rollenspiel die Rolle des Kranken einnehmen und den Kranken bitten, die negativen Kognitionen, die der Therapeut nun an seiner Stelle äußert, infrage zu stellen und Alternativen vorzuschlagen. Auch kann man den Kranken bitten, sich vorzustellen, ein guter Freund käme zu ihm und würde berichten, dass er vor Kurzem von der Diagnose einer Demenz erfahren habe. Der Kranke soll dann versuchen, die Denkweise des Freundes durch Argumente zu relativieren.

Aufbau funktionaler Kognitionen Zuletzt werden schließlich gemeinsam funktionale (sinnvolle und angemessene) Kognitionen erarbeitet und eingeübt. Dies führt zu einer realistischeren Einschätzung der Krankheitsauswirkungen und ermöglicht die sinnvolle Nutzung verbleibender Ressourcen.

Kritisch betrachtet, stellt die kognitive Therapie hohe Anforderungen an kommunikative, reflexive und andere Kompetenzen der Erkrankten. Als Therapiemethode kann sie daher nur im Frühstadium einer Demenzerkrankung eingesetzt werden. Einzelne Aspekte und Impulse daraus können auch gut im nichttherapeutischen Gesprächskontakt zur Anwendung kommen.

Operantes Lernen

Wie alle Menschen zeigen auch Demenzerkrankte bestimmte Verhaltensweisen dann häufiger, wenn kurz danach angenehme oder positive Erfahrungen folgen (Prinzip der Verstärkung). Verstärker in diesem Sinn können sein: Anerkennung, Zuwendung und Zärtlichkeit, Aufmerksamkeit, Kompetenzerleben (Erfolg haben, etwas gelingt), Unabhängigkeit, Freiheit und Selbstbestimmung, Kontrolle und Einfluss oder auch materielle Werte wie Geld oder gutes Essen.

Schon die Hoffnung oder Erwartung auf eine bestimmte Auswirkung einer Handlung kann ein erheblicher Verstärker sein, da die durch die Erwartung ausgelösten Emotionen ähnlich positiv oder teilweise sogar intensiver wirken als die Erfahrung selbst.

Demenzkranke Menschen entwickeln in einer reizarmen oder auch belastenden und überfordernden Umgebung oft Verhaltensweisen, durch die sie eine Verbesserung ihrer Lebenssituation oder ihrer Verfassung erwarten. So verlassen sie etwa die Wohnung, um einen Ort aufzusuchen, an dem sie sich heimisch fühlen, oder um Unabhängigkeit zu suchen. Trotz ausbleibendem Erfolg können sich solche Verhaltensweisen sehr etablieren, da bereits die hoffnungsvolle Erwartung selbst das Verhalten verstärkt.

Sinnvoll einwirken lässt sich auf solche Lernerfahrungen nur, indem geeignete Alternativen angeboten werden, die zu ähnlich positiven Gefühlen führen. Das könnte ein Gespräch über das frühere Zuhause sein oder auch eine Handlung der betreuenden Person, um unmittelbar Geborgenheit durch emotionale Zuwendung zu vermitteln. Das Streben nach Unabhängigkeit entsteht teilweise in beengten Betreuungssituationen oder es ist einfach die Suche nach einer verloren gegangenen Freiheit und Selbstbestimmung.

Teilweise tolerieren betreuende Angehörige, wenn sich Kranke suchend auf den Weg machen, und begleiten sie unauffällig. Sie begegnen ihnen dann »zufällig« nach einer gewissen Zeit. Die Kranken freuen sich über die unerwartete Begegnung und sind dankbar, da sie sich mittlerweile orientierungslos fühlen.

VERSTÄRKUNG Bei Verhaltensweisen, die nicht jedes Mal verstärkt werden, sondern vielleicht nur jedes zweite oder dritte Mal (»intermittierende Verstärkung«), wird die Koppelung zwischen dem Verhalten und seiner Auswirkung zwar langsamer gelernt, aber dafür ist sie sehr viel stabiler und wird kaum oder gar nicht mehr vergessen. Hierdurch wird beispielsweise nachvollziehbar, dass bei bettlägerigen, schwer demenzkranken Menschen, die zu rufen beginnen, sobald sie allein sind, bereits gelegentliche unmittelbare Zuwendung auf das Rufen hin ausreichen kann, damit das Rufen zu einer stabilen, häufig gezeigten Verhaltensweise wird. Um das Verhalten wieder zu verlernen, ist zum einen wichtig, Zuwendung gerade dann zu vermitteln, wenn nicht gerufen wird.

Zum anderen sollten insgesamt mehr Anregungen und soziale Kontakte angeboten werden, sodass Alternativen zur Suche nach Zuwendung und Formen der Selbststimulation entstehen. In sogenannten »Pflegeoasen« zum Beispiel werden bettlägerige Menschen in großen Gemeinschaftsräumen betreut, die mehr Anregungen ermöglichen, als es in üblichen Einzel- oder Doppelzimmern in Pflegeeinrichtungen gegeben ist. Durch das Angebot an sozialen Kontakten, eine ruhige Atmosphäre und angenehme Sinneserfahrungen wird, so wird berichtet, das Rufen oder Schreien selten.

Wenn demenzkranke Menschen rufen, schreien oder monoton stöhnen, fällt es immer wieder schwer, Einfluss zu nehmen. Möglicherweise ist die Wahrnehmung der eigenen körperlichen Identität durch die Vibration der Stimme und durch die kraftvolle Bewegung und Anspannung des Körpers mit ein Verstärker für das Verhalten. Es ist auch eine der wenigen Eigenaktivitäten, die Menschen in dieser Krankheitsphase verbleiben, und sie können diese Aktivität selbst nicht mehr als störend oder unangenehm bewerten (siehe auch Urselmann & Georg 2021).

Schreien und Rufen können verbliebene Möglichkeiten einer identitätsstützenden Selbststimulation sein.

Die Selbststimulation darf selbstverständlich nicht darüber hinwegtäuschen, dass Schreien und Rufen ebenso Ausdruck der Verzweiflung eines tief verängstigten und in seiner Identität verunsicherten Menschen sein kann. Bei einer lieblosen, ruppigen oder vernachlässigenden Pflege können sich solche Verhaltensweisen schrittweise als Abwehr- und Angstreaktion aufbauen. Große Behutsamkeit im Umgang und gegebenenfalls begleitend eingesetzte angstlösende oder emotional stabilisierende Medikamente können dann notwendig sein. Um verlorenes Körperbewusstsein wiederzugewinnen, bieten sich insbesondere Techniken der »Basalen Stimulation« an. Zuweilen wurden auch gute Erfahrungen mit einem langsam schaukelnden Pflegebett gemacht. Hierdurch werden möglicherweise ähnlich beruhigende und angenehme stimulierende Wirkungen erzeugt wie bei Säuglingen in der Wiege. > Basale Stimulation, Seite 117

Was bei Kleinkindern tröstend, beruhigend und entspannend wirkt, kann auch bei fortgeschritten Demenzkranken ähnliche Wirkungen hervorrufen.

Auch aggressive Verhaltensweisen demenzkranker Menschen können nach den Prinzipien des operanten Lernens verstärkt werden. Wenn

Betreuende auf aggressives Verhalten mit Aufmerksamkeit und Zuwendung reagieren, kann dies dazu führen, dass das aggressive Verhalten häufiger auftritt. Es wird verstärkt.

INTENTIONALITÄT Demenzkranken wird teilweise intentionales und bewusstes Verhalten unterstellt, wenn sie lediglich aufgrund bestimmter Verstärkungsbedingungen Verhaltensweisen häufiger zeigen (»Der Kranke weiß genau, wen er um den Finger wickeln kann«). Strategisch bewusste Planungskompetenzen und Entscheidungsprozesse sowie Reflexionsfähigkeit gehen jedoch bereits im Verlauf der ersten Krankheitsphase nach und nach verloren. Die Kranken lernen dann vor allem durch vielfältige Verstärkungsmechanismen, ohne diese jedoch selbst bewusst reflektieren oder steuern zu können.

Erfährt ein demenzkranker Mensch zum Beispiel häufiger Zuwendung durch eine bestimmte Person, wird er sich ganz automatisch häufiger an sie wenden, ohne dies bewusst zu reflektieren oder zu planen. Selbst negative Reaktionen Betreuender wie Schimpfen oder Zurechtweisen können allein durch die Aufmerksamkeit und Beachtung, die die demenzkranke Person dadurch erfährt, verstärkend wirken.

Operantes Lernen ist für Demenzkranke vergleichsweise gut möglich. Da sie selbst aber wenig steuernd und rational auf ihr eigenes Verhalten Einfluss nehmen können, sind sie beim Lernen und in ihrem Verhalten in hohem Maße von Umgebungsbedingungen abhängig. Aufgrund dessen tragen Betreuende eine große Verantwortung in der Gestaltung der Betreuungssituation und des sozialen und räumlichen Milieus. > Milieutherapie, Seiten 99 ff.

Reizarmut, Reizüberforderung und Überforderung der Betreuenden stellen Umgebungsbedingungen dar, die häufig zu einem verstärkten Auftreten von Verhaltensweisen führen, die sowohl für die Kranken selbst als auch für die Betreuenden nicht förderlich und sogar belastend sind. In einer anregenden und zugleich entspannten Umgebung dagegen ergeben sich Raum und Möglichkeit, um das Zusammenleben kreativ zu gestalten und zu entwickeln.

GEWOHNHEITSBILDUNG Gewohnheitsbildung im Sinne der Verhaltenstherapie ist gleichzusetzen mit Üben und mit häufiger Wiederholung. Wird immer wieder der Umgang mit einer neuen Kaffeemaschine geübt (anstatt deren Funktion wiederholt zu erklären) oder der Weg zur Toilette gegangen, dann kann sich die demenzkranke Person diese Verhaltensweise allmählich aneignen.

Reiz-Reaktions-Verbindungen

Die Wirkung von Reiz-Reaktions-Verbindungen zeigt sich zum Beispiel, wenn wir eine Person neu kennenlernen, die einer schon länger bekannten Person sehr ähnlich sieht. Unwillkürlich löst bereits der Anblick der ähnlich aussehenden fremden Person solche Gefühle in uns aus, wie wir sie in Zusammenhang mit der bekannten Person bereits kennen. Durch wiederholte Erfahrungen wird ein auslösender Wahrnehmungsreiz eng mit einer Gefühlsreaktion gekoppelt.

Auf die gleiche Art und Weise kann ein auslösender Reiz auch mit einer Verhaltensreaktion (etwa einer Bewegung) oder einer physiologischen Reaktion (etwa Speichelfluss beim Anblick einer Zitrone) gekoppelt werden. Die Reaktionen treten unwillkürlich und ohne bewusste Kontrolle auf. Wird uns der Zusammenhang im obigen Beispiel bewusst, können wir uns jedoch entscheiden, eine Person, die uns äußerlich an eine uns unsympathische Person erinnert, trotzdem zugewandt kennenzulernen. Dann machen wir andere Erfahrungen und bauen eventuell eine neue Reiz-Reaktions-Verbindung auf.

Demenzkranke Menschen sind zu einer solchen bewussten Analyse und Entscheidung nicht mehr in der Lage. Die emotionale Wirkung, die sich aus einer Erfahrung aus der Vergangenheit überträgt, steht im Vordergrund und prägt das Fühlen und Handeln in der aktuellen Situation. Daher kann beispielsweise eine Person ohne ersichtlichen Grund von einem demenzkranken Menschen abgelehnt werden. Allein die Ähnlichkeit mit einer bekannten Person aus der Erinnerung kann dies hervorrufen. Da der Erkrankte bei jeder Begegnung mit dieser Person die unangenehmen Gefühle aus der Erinnerung wieder erlebt, kann sich die Reiz-Reaktions-Verbindung sogar weiter verfestigen, ohne dass die bis dahin fremde Person irgendetwas dazu beiträgt.

Je unangenehmer oder bedrohlicher die ausgelösten Gefühle sind, desto weniger ist es für den Kranken möglich, neue und andere Erfahrungen zu machen. Die negativen Gefühle stehen im Vordergrund, lösen eventuell Stress und Fluchtreaktionen aus und verhindern andere Erlebensweisen.

GESTUFTE ANNÄHERUNG Um diesen Mechanismus zu verändern, wird in der Verhaltenstherapie die Technik der gestuften Annährung eingesetzt. Dabei setzt man den Klienten in einer sehr angenehm gestalteten Situation in ganz kleinen Schritten dem Reiz aus, der die unangenehmen Gefühle verursacht. Sobald die negativen Gefühle auftreten, wird die Konfrontation mit dem auslösenden Reiz wieder abgebrochen. So kann der Klient ganz allmählich lernen, die positiven Gefühle der aktuellen Situation mit dem Reiz zu verknüpfen, der bislang die unangenehmen Gefühle ausgelöst hat.

Daraus folgt für die Betreuung Demenzkranker: Immer dann, wenn Situationen ohne klar ersichtlichen Grund unmittelbar Ängste, Abwehr oder unangenehme Gefühle auslösen, geht es zunächst vor allem darum, eine angenehme entspannte Situation zu schaffen. Aus dieser heraus kann man sich schrittweise nach dem Prinzip der gestuften Annäherung an eine schwierige Situation herantasten. Betreuende tun dies oft intuitiv, wenn sie zum Beispiel vor einer oft ängstigend erlebten Pflegeverrichtung zuwendungsvoll und ruhig auf den Kranken eingehen, vielleicht auch ein Lied gemeinsam singen.

Wichtig ist nach den Gesetzmäßigkeiten der Lerntheorie, die Aktivität immer dann abzubrechen, wenn die negativen Gefühle wieder in den Vordergrund treten. Wird dies nicht beachtet, verstärkt sich die Koppelung der negativen Gefühle mit der auslösenden Situation weiter. Praktiker befolgen dies, wenn sie zum Beispiel das Duschen auf einen späteren Zeitpunkt verschieben, sobald Ängste auftreten oder ein Abwehrverhalten.

Sofern sich in der Praxis die Ablehnung nur auf eine bestimmte Person bezieht, kann es einfacher sein, die Betreuungsperson auszutauschen.

ABWEHRREAKTIONEN Häufig entwickeln sich Abwehrreaktionen, wenn Pflegeverrichtungen zu rasch und unsensibel durchgeführt werden oder der Umgang mit dem Erkrankten hektisch und überfordernd ist. Die Kranken fühlen sich überwältigt und in ihrer Intimsphäre bedroht, zumal sie den Sinn und die Intention solcher Eingriffe oft nicht verstehen können. Hinzukommen teilweise Schamgefühle sowie Ängste vor Fremdbestimmung. Hierdurch kann sich ein sehr stabiles Abwehrverhalten aufbauen, das selbst dann auftritt, wenn die Pflege einmal ruhig und behutsam durchgeführt wird. Ein Abwehrverhalten gegenüber Pflegeverrichtungen kann auch ein emotionaler Rückzug sein, bis hin zu einer Art Totstellreaktion. Diese Reaktionsweise wird zuweilen nicht problematisiert, da sie keine Störungen verursacht, obwohl sie vom Kranken als bedrohlich erlebt wird.

Viele Demenzkranke reagieren beim Waschen und Duschen ablehnend oder ängstlich. Hierfür mag als Grund auch eine archaisch geprägte Angst vor Ertrinken eine Rolle spielen oder schlicht ein unangenehmes Gefühl, wenn die Haut nass wird. Wir empfinden es ja meist auch als unangenehm, wenn wir im Regen an Kleidung, Haaren und Haut nass werden.

Die Aufmerksamkeit Demenzkranker in solchen Situationen auf andere angenehme Erfahrungen zu lenken kann hilfreich sein und ist im

Grunde ein ähnliches Vorgehen wie die zuvor beschriebene gestufte Annäherung. Wenn die Betreuerin etwa vor dem Beginn der Pflegeverrichtung ein Wanderlied anstimmt und die schwer demenzkranke Frau dabei mitsummt, versetzt sie die Frau dadurch in eine angenehme Stimmung. Hinzu kommt, dass die Aufmerksamkeit auf einen anderen Reiz, nämlich auf die freundliche Stimme und das Lied gerichtet ist. So wird die Pflegeverrichtung unter Umständen kaum mehr wahrgenommen.

Ähnlich verhält es sich, wenn die Betreuerin zum Beispiel während der Körperpflege einen demenzkranken Mann bittet, ihr die Funktion seines Rollstuhls zu erklären, was er sehr gerne macht und wobei er sich anerkannt und kompetent fühlt.

GEWALTERFAHRUNGEN Bei der Intimpflege kann Abwehrverhalten in Einzelfällen auch von körperlichen Grenzüberschreitungen (sexueller Missbrauch oder andere körperliche Gewalterfahrungen) in der Lebensgeschichte herrühren. Gerade in der Demenz, in der alte Erinnerungen präsenter werden und Verdrängungsmechanismen nicht mehr so gut funktionieren, liegt es nahe, dass solche Erinnerungen vermehrt auftauchen. Es sollte jedoch nicht hinter jeder Angst oder Abwehrreaktion eines Kranken eine Traumatisierung in der Vergangenheit vermutet werden.

Erfahrene Betreuerinnen und Betreuer wissen, dass es sich bei ablehnenden oder abwehrenden Reaktionen manchmal auch nur um Schwellenängste bzw. um eine Erwartungsangst handelt. Demenzkranke entwickeln verständlicherweise vor vielen Situationen, die sie vorab nicht mehr gut einschätzen und einordnen können, solche Ängste und Befürchtungen. Durch behutsame Annäherung oder manchmal auch eine beherzte Ermutigung und fürsorgliche Leitung kann solch eine Schwelle überwunden werden. > Ängste, Seiten 29, 41

Hohe Ansprüche werden an das Geschick, das Einfühlungsvermögen und die Belastbarkeit der Betreuenden gestellt, wenn Zeitdruck vorhanden ist. Zeitdruck macht es schwer, Demenzkranken Eigenständigkeit und Handlungsspielräume zuzugestehen. Gelassenheit, Einfühlungsvermögen und eine zulassende Grundhaltung dürfen aber auch unter Zeitdruck nicht aufgegeben werden, da sich sonst Abwehrverhalten und stressbedingte Kompetenzverluste deutlich verstärken können. > Grundhaltung, Seiten 66 ff., 154

Die Kunst besteht bei Zeitdruck darin, einen guten Kompromiss zwischen einer zulassend-wertschätzenden und einer fürsorglich-führenden Haltung zu finden.

BEISPIEL

Eine Pflegerin hatte den Auftrag, eine demenzkranke Frau regelmäßig zu baden bzw. sie dazu zu motivieren und zu unterstützen. Meist erwiderte die sparsame ältere Dame, dass sie sich erst vor Kurzem gebadet habe und außerdem auch nicht schmutzig sei. Die Pflegerin akzeptierte dies zunächst. Von Mal zu Mal füllte sie jedoch unbemerkt die Badewanne und erklärte der demenzkranken Frau, dass irgendjemand wohl Wasser in die Wanne einlaufen ließe, ob sie das nun unbenutzt wieder ablaufen lassen solle. Die sparsame Frau verneinte dies und badete.

Ebenso wichtig ist es, immer wieder zu prüfen, was in der Betreuung und Pflege notwendig und wichtig ist, und gegebenenfalls auf andere Verrichtungen zu verzichten, um mehr Zeit und Ruhe zu gewinnen. Zu großer Zeitdruck in der Pflege macht eine gute Betreuung Demenzkranker unmöglich.

Lassen Sie sich nicht unter Zeitdruck setzen. Es schadet Ihnen, dem Betreuten und der gemeinsamen Beziehung. Mit Geduld geht manches besser und sogar schneller.

Der verhaltenstherapeutische Ansatz bietet Erklärungsmöglichkeiten für das Auftreten von Verhaltenweisen und -muster. Bestimmte Auslösereize, Verstärker oder Gewohnheiten können dafür verantwortlich sein, aus eingefahrenen Mustern nicht herauszufinden. Aus diesem Verständnis lassen sich Methoden ableiten, wie auf das Verhalten oder auch das Erleben der Person (Gefühle, Erwartungen etc.) Einfluss genommen werden kann. Verhaltenstheoretische Erkenntnisse sind gut durch wissenschaftliche Studien belegt. Ungeachtet dessen können auch sie menschliches Verhalten, Fühlen und Denken nur bis zu einem gewissen Grad erklären. Mit verhaltenstherapeutischen Methoden können Menschen und insbesondere Demenzkranke auch ohne deren Wissen »manipuliert« werden. Daher ist eine kritische und gegebenenfalls auch ethische Reflexion wichtig. Wem nützt die beabsichtigte Veränderung des Verhaltens und zu wessem Wohlergehen trägt sie bei?

Milieutherapie: Hilfen durch die Umgebungsgestaltung

Der milieutherapeutische Ansatz geht von der Erfahrung aus, dass es demenzkranken Personen zunehmend schwerer fällt, sich an eine veränderte Umgebung anzupassen. Bereits ein Bett, das mit der falschen Seite an der Wand steht und so die Gewohnheit beim Aufstehen unterbricht, kann erhebliche Probleme und Unsicherheit verursachen bzw. eine längere Zeit der Umgewöhnung erfordern.

Der Umgang mit alltäglich erscheinenden Umgebungsbedingungen kann so für Demenzkranke zur immer wiederkehrenden Herausforderung mit frustrierenden Erfahrungen werden. Der milieutherapeutische Ansatz versucht diesen Handicaps »prothetisch« zu begegnen. Ähnlich wie durch eine Prothese sollen verloren gegangene Fähigkeiten durch Hilfen und Erleichterungen in der Umgebung kompensiert werden.

Praktisch geschieht dies, indem man die Gewohnheiten der Kranken beachtet und die bekannte Umgebung weitgehend erhält. Zum Beispiel sollte der morgendliche Ablauf beim Aufstehen, Frühstücken und bei der Körperpflege möglichst konstant beibehalten werden. Hilfen durch die Umgebung sind etwa Orientierungshinweise wie ein weit sichtbares Symbol an der Toilettentür (am besten ein gut erkennbares Foto der Toilette) oder eine beleuchtete Wegführung zur Toilette während der Nacht. Ebenso sollten vertraute Geräte wie ein altes Radio, dessen Bedienung bekannt ist, statt moderner Geräte eingesetzt werden. Außerdem sollten wichtige Dinge möglichst offen sichtbar sein, denn alles, was sich hinter Türen oder in Schränken befindet, wird möglicherweise nicht gefunden. So werden häufig bereitgestellte Speisen im Kühlschrank schlicht vergessen.

Die Umgebung sollte grundlegende Wahrnehmungsprobleme Demenzkranker, insbesondere im mittleren Krankheitsstadium, ausgleichen helfen. So sollten Tischdecken und Fußböden nicht zu stark gemustert sein, da die Muster als Hindernisse und Gegenstände verkannt werden können. Essen, Trinkgefäße und auch Sanitäreinrichtungen müssen sich klar und kontrastreich vor einem einfach strukturierten Hintergrund wie einer Wand oder Tischoberfläche absetzen, damit sie gut wahrgenommen und erkannt werden können. Getränke sollten nicht farblos sein und einen deutlichen Geschmack haben (meist wird Süßes bevorzugt), damit sie als Getränk wahrgenommen werden.

Zum prothetischen Charakter der Milieutherapie wird auch die Übernahme sogenannter »Hilfs-Ich-Funktionen« gezählt. Gemeint ist damit, dass Betreuende die Kranken unauffällig entsprechend ihren Intentionen bei kognitiven oder praktischen Leistungen unterstützen.

BEISPIEL 1

Umgehen mit einer Kaffeemaschine

Die Betreuende bemerkt, dass Frau Maier nicht mehr weiß, wie die

Kaffeemaschine einzuschalten ist. Sie äußert: »Gell, Frau Maier, mit diesen modernen Geräten kennt man sich gar nicht mehr aus.« Damit stellt sie sich zunächst mit ihr auf eine Ebene. Dann gibt sie einen Hinweis: »Schauen Sie mal, hier ist ein Knopf. Meinen Sie, das könnte der richtige sein?« Sie belässt damit die Entscheidung und Handlung bei Frau Maier.

BEISPIEL 2

Kochrezepte

Frau Müller will erklären, wie sie nach einem bestimmten Rezept eine Torte backt. Dabei gerät sie immer wieder mit der Reihenfolge der einzelnen Teilschritte durcheinander. Die Betreuerin unterbricht: »Habe ich das jetzt richtig verstanden, Frau Müller, Sie backen zuerst den Rührteig, schneiden ihn dann mehrmals durch und dann kommt die Füllung an die Reihe?« – »Ja, erst der Teig, dann backen und dann zerschneiden«, erwidert Frau Müller. Die Betreuerin darauf: »Und jetzt interessiert mich natürlich, wie Sie die Füllung machen.« Frau Müller kann sich nun durch diese Strukturierungshilfe klar darauf konzentrieren, das Zubereiten der Füllung zu erklären.

BEISPIEL 3

Umgang mit Besteck

Herr Braun ist im Moment damit überfordert, mit dem Essbesteck umzugehen. Der Betreuer reicht ihm unauffällig Messer und Gabel in die rechte und linke Hand und macht am eigenen Essen die Bewegung beim Schneiden des Fleisches vor. Herr Braun ahmt diese Bewegung nach.

Neben diesen pragmatischen Hilfen und Erleichterungen ist ein zweiter Aspekt der Milieutherapie jener, eine Atmosphäre oder eben ein Milieu zu schaffen, das psychisch förderlich und stabilisierend wirkt.

Die Umgebung sollte zum Wohlbefinden und zur Sicherheit beitragen und anregend sein. In Pflegeeinrichtungen für Demenzkranke wird daher zum Beispiel versucht, ein häusliches oder familiäres Wohnumfeld zu schaffen und eine sterile klinische Atmosphäre zu vermeiden (auch die Assoziation eines Hotels oder einer Kureinrichtung ist positiv). Zu Hause fühlen wir uns eigenständig, unabhängig und können aktiv sein, in einem Krankenhaus sind wir eher passiv und warten darauf, möglichst bald wieder nach Hause gehen zu können. Zur Vermittlung einer häuslichen Wohnsituation gehören neben der allgemeinen Raumgestaltung vielerlei Details, zum Beispiel überwiegend unverschlossene Türen im Wohnbereich sowie Pflegekräfte ohne weiße Berufsbekleidung, wie man sie aus Krankenhäusern kennt. Eine gute Ausleuchtung der Räume vermeidet Trugwahrnehmungen und wirkt stimmungsaufhellend. Angenehme Temperaturverhältnisse und ein geringer Geräuschpegel reduzieren Reizbarkeit.

RITUALE Auch gleichbleibende Abläufe und Rituale vermitteln Demenzkranken Sicherheit. Sie erleben Situationen vermutlich zuweilen wenig zusammenhängend, als ob man Filmszenen etwas wahllos aneinanderreihen würde. Hier können Rituale zu wichtigen Ankern und Bindegliedern werden, die die Zeit als Kontinuum mit wiederkehrenden Phasen und Abläufen erfahrbar werden lassen. Täglich dasselbe zu erleben oder immer wieder dieselben Lieder zu singen, wird Demenzkranken selten langweilig – Betreuenden dagegen schon eher. Die Betreuenden sollten möglichst wenig wechseln und sich ähnlich verhalten.

Neben einem gleichbleibenden festen Rahmen ist ebenso wichtig, jederzeit flexibel auf die schwankenden Befindlichkeiten und die wechselnde Tagesverfassung der Kranken einzugehen. Ein fester Rahmen mit der ständigen Möglichkeit, davon mehr oder weniger abzuweichen, ist daher eine gute Basis.

BEWEGUNG Dem teilweise großen Bewegungsbedürfnis Demenzkranker und der Suche nach Kontakt im mittleren Krankheitsstadium wird in Einrichtungen meistens mit weitläufigen Bewegungsflächen und großzügigen Gemeinschaftsbereichen begegnet, während die Zimmer der Bewohner, in denen sie sich allein meist einsam fühlen, eher klein bemessen sind.

Demenzkrank zu sein bringt die Gefahr von Erlebnisarmut mit sich, da Kompetenzen und Kommunikationsmöglichkeiten verloren gehen. Es muss uns daher darum gehen, die Umgebung anregend zu gestalten und Impulse für Aktivitäten zu geben, die dem jeweiligen Krankheitsstadium angemessen sind. Die Umgebung darf also nicht reizarm sein, sondern sollte biografisch orientiert Möglichkeiten zur Beschäftigung wie Sammeln, Räumen und Hantieren bieten.

Unordnung, die von den Kranken oftmals nicht als Unordnung wahrgenommen wird, sollte zugelassen werden. Ordnung zu machen, zu räumen und zu sortieren ist bei Demenzkranken im mittleren Krankheitsstadium nicht auf ein strukturiertes Ergebnis ausgerichtet. Die Tätigkeit des Räumens allein hat für sie ausreichend Sinn. Aus Sorge, dass zu viel Unordnung entsteht und Wichtiges nicht mehr auffindbar ist oder der Kranke aus Sicht pflegender Angehöriger ohnehin nur »Unsinn« macht, werden oft vorsorglich Schränke und Türen verschlossen. Damit werden Demenzkranken jedoch Aktivitätsangebote genommen. Die Umgebung wirkt dadurch unwirtlich, einengend oder gar befremdlich auf sie. Werden sie dann unter Umständen noch dazu angehalten, sich doch mit »sinnvollen« Dingen zu beschäftigen, sind sie frustriert oder werden damit überfordert. > Verwahrlosung, Seiten 135 f.

Eine einfache pragmatische Lösung ist, wichtige Dinge an einem gesonderten Ort zu verwahren. Im Lebensbereich des Kranken sollte möglichst viel direkt zugänglich sein. Zur Betätigung laden Dinge des täglichen Lebens ein, die in der Biografie der Kranken vorkommen: Kleidung,

Geschirr, Bücher und Zeitschriften, Nippes, Kinderwagen, Handwagen, Besen etc. Wichtige Dinge, die auffindbar sein müssen, können dann gesondert verwahrt werden. Werden sie vermisst, können unter Umständen Imitate von ihnen bereitgestellt werden, deren Verlust nicht problematisch ist (etwa eine Kopie des Ausweises). Manche Kranken neigen im Gegensatz zu anderen eher zu einer Art Reduktionismus, wodurch sie besser die Übersicht bewahren. Sie benutzen zum Beispiel einige Räume in der Wohnung gar nicht mehr oder verändern nichts mehr.

Bei sehr fortgeschritten demenzkranken Menschen ist wiederum ausschließlich auf die rein sinnliche Wahrnehmung Bezug zu nehmen. Die Dinge in ihrer Umgebung müssen keinen Gebrauchswert mehr haben, sollten aber zum Beispiel durch intensive Farben ansprechen, unterschiedliche haptische Qualitäten (weich, glatt, rau) besitzen, gegebenenfalls auch akustisch interessant sowie groß genug sein, um nicht verschluckt zu werden, und keine Verletzungsgefahr verursachen. Ihre Bedürfnisse nach Anregung ähneln denen von Kleinkindern, sodass auch von ihnen laute, hektische und allzu intensive Sinnesanregungen oft als unangenehm oder beängstigend empfunden werden.

Der milieutherapeutische Ansatz ermöglicht einen reflektierten Blick auf die vielfältigen Einfüsse, die aus der unmittelbaren Umgebung auf uns einwirken. Gerade demenzkranke Menschen reagieren besonders auf Umgebungseinflüsse.

Durch milieutherapeutische Maßnahmen können Vertrautheit, Sicherheit, Geborgenheit, Identitätserleben und die Selbstständigkeit demenzkranker Menschen verbessert werden.

Selbsterhaltungstherapie

Die Selbsterhaltungstherapie (SET) vereint unterschiedliche Ansätze zur Betreuung Demenzkranker und verknüpft sie in einem gemeinsamen theoretischen Rahmen. Einbezogen werden unter anderem Erinnerungspflege, Validation, Verhaltenstherapie und Milieutherapie. Im Vordergrund steht die Erhaltung des »Selbst« in seiner Kohärenz und Funktionsfähigkeit.

Die Neuropsychologin Barbara Romero, die den Ansatz begründet und in einem Therapiezentrum für Demenzkranke angewandt hat, schreibt zum Begriff des Selbst: »Unser Selbst ist das zentrale kognitive Schema, das Informationen über die eigene Person und die eigene Umgebung aktiv aufnimmt, verarbeitet und behält. Erst durch diese Instanz wird es möglich, das Leben als kontinuierlichen Fluss von Ereignissen wahrzunehmen, in dem man sich zurechtfindet, bestimmte Ziele verfolgt, Entscheidungen fällt und aktiv Einfluss nimmt« (Romero 2004).

Das Selbst oder Selbstgefühl hat demnach viel mit unserem Identitätsgefühl und -erleben zu tun, geht aber noch weit darüber hinaus. Es ist für unser Wohlbefinden und Identitätserleben von zentraler Bedeutung. Während des ganzen Lebens passt sich unser Selbst(-System) immer wieder wechselnden Gegebenheiten wie psychischen Entwicklungsprozessen, veränderten Rollen, einer veränderten Umwelt, einem veränderten Aussehen oder veränderten Fähigkeiten an und ist damit dynamisch und entwicklungsorientiert.

Gleichzeitig hat das Selbst eine Kontinuitäts- und Stabilitätstendenz. Wir haben ein Bedürfnis nach personaler Kontinuität, nämlich »wir selbst zu bleiben«, obwohl die Zeit vergeht und vieles sich verändert. Entwicklungs- und Stabilitätstendenz befinden sich in einer dynamischen Balance. Viele und erhebliche Veränderungen im Leben sowie krankheitsbedingte Veränderungen und Verluste, wie sie bei einer Demenzerkrankung auftreten, können die Integrations- und

Adaptationsfähigkeit des Selbst stark überfordern. Eine solche Überforderung löst häufig Ängste und Gefühle der Bedrohung aus sowie das Erleben von Desintegration und Identitätsverlust. Darauf wiederum können die Kranken mit Aggressionen, Rückzug oder Depressionen reagieren.

Die SET betrachtet die Beeinträchtigungen des Selbst und ihre emotionalen Folgen als die belastendsten krankheitsbedingten Veränderungen einer Demenz. Deren Kompensation ist demnach als wichtigstes therapeutisches Ziel anzusehen.

Folgende Auswirkungen einer Demenzerkrankung beeinträchtigen oder überfordern nach der SET das Selbst:

- die beträchtlichen Veränderungen im Leben und im Erleben personaler Kontinuität;
- erlebnisarme Lebensbedingungen als Folge von Kompetenzverlust und Rückzug (sich selbst handelnd und fühlend im Kontakt mit der Umwelt zu erleben ist für das Identitätsgefühl sehr wichtig);
- die veränderte Wahrnehmung des eigenen Körpers im fortgeschrittenen Krankheitsstadium (Bewegungsarmut und fehlende sensorische Wahrnehmungsreize verstärken den Verlust des Selbstgefühls auf der Körperebene);
- Gedächtnisstörungen beeinträchtigen das Selbst- und das Weltwissen als Bestandteile des Selbst;
- die Demenzerkrankung verändert zudem Persönlichkeitsaspekte (Wesenszüge) und das emotionale Erleben, auch dies wirkt sich beeinträchtigend auf das Erleben personaler Kontinuität aus;
- die geistigen Beeinträchtigungen mindern die Anpassungsfähigkeit des Selbst und die Fähigkeit, mit belastenden Ereignissen umzugehen.

Aus diesen Beobachtungen leiten sich wichtige therapeutische Implikationen ab.

Kontinuität – Bewahren der Kontinuität im personalen Erleben und Selbstverständnis Vertrautheit und Konstanz in Bezug auf die äußere Umgebung, den Tagesablauf und die Bezugspersonen sollen erhalten werden. > Milieutherapie, Seiten 99ff., 104

Identität – Bewahren des Identitätsgefühls und Vermeiden von Erlebnisarmut Beschäftigungen und Tätigkeitsangebote sollten darauf abgestimmt sein, inwieweit der Kranke dadurch »zu sich« findet. Präferenzen und in der Lebensgeschichte verankerte Fähigkeiten geben dazu Anhaltspunkte. Übliche Alltagsaktivitäten sind zum Beispiel sehr vertraut und vermitteln das Gefühl, etwas Sinnvolles getan zu haben. Sie sind aber oft auch mit Leistungsaspekten verbunden und dem Erzielen eines befriedigenden Arbeitsergebnisses. Dagegen sind kreative Tätigkeiten zwar häufig weniger vertraut, sprechen dafür jedoch mehr den Selbstausdruck und die Selbstbestimmung im Tun an und sind weniger leistungsbezogen. Ungewohnte Tätigkeiten wie Maltherapie können für das Selbst und das Identitätserleben förderlich sein, wenn eine geeignete Anleitung und Begleitung dazu erfolgen.

Kleine Erlebnisse wie ein Spaziergang oder der Besuch beim Friseur können für die Erlebnisvielfalt sinnvoll sein.

Die Wahrnehmung des eigenen Körpers und die Erfahrung von Selbstwirksamkeit durch Bewegung können durch einfache Bewegungsspiele (Zuwerfen eines Luftballons), Sport, Massage, Basale Stimulation sowie körperliche Zuwendung, Zärtlichkeit und sexuelle Aktivitäten unterstützt werden. Kognitive Selbstwirksamkeit (geistige Kompetenz) wird zum Beispiel erfahren, wenn eigene Entscheidungen getroffen werden, man seinen Willen durchsetzen kann, Vorhaben realisiert werden oder bei kreativen Tätigkeiten.

In der Kommunikation wirken Wertschätzung, Anerkennung und bestätigende Rückmeldungen zum Fühlen und Erleben des Kranken sehr identitätsstützend. > Validation, Seiten 77 f., 85

Wissen – Bewahren des »selbstnahen« Wissens Hier kommen alle Aspekte der Erinnerungspflege zum Tragen. Auch das persönlich relevante Weltwissen (etwa geschichtliche Ereignisse) gehört zum selbstnahen Wissen. > Erinnerungspflege, Seiten 37, 82 f.

Bewältigung – Bewahren der Fähigkeit, mit den Folgen der Krankheit umzugehen Hier sind insbesondere stützende Wirkungen eines validierenden Umgangs sowie Aspekte der (kognitiven) Verhaltenstherapie zu nennen. Wichtig ist für den Kranken beispielsweise, ein Sinngefühl für das Lebensgeschehen zu erhalten, Lebensmut zu finden, Zuversicht zu bewahren, mit den Anforderungen des Lebens zurechtzukommen und resignative Denkweisen abzubauen.

Wichtig ist, Überforderung und Selbstüberforderung des Kranken zu vermeiden, indem zu schwierige Aufgaben von anderen übernommen und so Überforderungssituationen vermieden werden, um die Ressourcen für andere Aufgaben zu erhalten.

Ein optimales Maß an fürsorglicher Autorität, die dem Kranken zuteilwird, kann für Sicherheit und Struktur sorgen und dadurch Handlungsspielräume schaffen, in denen sich der Kranke als selbstwirksam erlebt.

Emotionalität – Bewahren der emotionalen Stabilität und Erlebnisfähigkeit Durch die SET sollen positive und stützende Gefühle gefördert sowie negative reduziert werden. Es sollte jedoch auch Raum für angemessene Trauer-, Angst- und Ärgerreaktionen gelassen werden. Anzustreben sei die Fähigkeit, ein differenziertes Spektrum an positiven und negativen Gefühlen zu erleben und auszudrücken.

»Prinzip der Übereinstimmung« zur Stabilisierung des Selbst-Systems Es besagt, dass neue Erlebnisse, Meinungen, Sichtweisen und andere Erfahrungen dann leichter zu integrieren sind, wenn sie mit den vorhandenen, in Selbststrukturen verankerten Vorstellungen und Erwartungen übereinstimmen. Einen Demenzkranken, der zum Beispiel in fremden Personen immer wieder alte Bekannte »erkennt«, sollte man nicht unnötig korrigieren. Ebenso kann man einer demenzkranken Frau, die weder nachvollziehen noch verstehen kann, warum sie in eine Tagespflegeeinrichtung gehen soll, vermitteln, dass sie zu einem Treffen von Senioren gebracht wird, wie sie es vom früheren Seniorenclub kennt. Die SET macht deutlich, dass in der Vermittlung von Realitätsbezügen und »Wahrheiten« im üblichen Sinn kein übergeordnetes Ziel im Umgang mit Demenzkranken gesehen werden darf. > Schonung, Seiten 76 f.

Die SET ist nicht darauf ausgerichtet, das »prämorbide« Selbst zu erhalten bzw. zu stabilisieren, also Kompetenzen und Wesenszüge aus der Zeit vor der Erkrankung zu erhalten. Sie bezieht die krankheitsbedingten Veränderungen mit ein und orientiert sich an den aktuell gegebenen Möglichkeiten und Potenzialen.

Angehörige bzw. nahe Bezugspersonen werden in der SET gezielt in das Behandlungsprogramm einbezogen. Ziele sind die Vermittlung von Wissen und Erfahrungen (Umgang, Kommunikation etc.) sowie die Entlastung der Angehörigen als Mitbetroffene. In Anwendungsbereichen der beruflichen Betreuung und Pflege sind es dementsprechend die Mitarbeitenden, die in dieser Weise geschult werden. > Angehörige, Seiten 54 f., 119, 140 ff.

Die SET kommt in der Praxis in verschiedenen Tätigkeitsfeldern zum Einsatz. Es gibt Anwendungskonzepte für die ambulante und stationäre Rehabilitation (Romero 2004), in Pflegeheimen (Berghoff 1999) und in Krankenhäusern (Romero & Wenz 2018).

Die SET nimmt als erster Ansatz neuropsychologische Erkenntnisse in ihr Konzept auf. Diese fließen ganz allgemein zunehmend in psychologische Theorien und Therapieansätze ein. In Zusammenhang mit Demenzerkrankungen, bei denen neuropsychologische Veränderungen eine grundlegende Bedeutung haben, ist dies besonders relevant. Zudem stellt die SET in besonderer Weise die Person des demenzkranken

Menschen mit ihren nach wie vor bestehenden Grundbedürfnissen nach personaler Integrität und Identität in den Mittelpunkt ihres Konzepts. Sie ist damit auch humanistischen Therapieansätzen wie dem personzentrierten Ansatz nach Carl Rogers nahe und dem der personzentrierten Pflege nach Tom Kitwood (2019; siehe auch Sanderson & Bailey 2015). Kitwood beschrieb auf der Grundlage intensiver Beobachtungen in besonderer Weise die differenzierten und individuellen Bedürfnisse von Menschen mit einer Demenz. Wird auf diese Bedürfnisse, insbesondere nach Anregungen und Tätigsein, gut eingegangen, fördert dies die Lebensqualität Erkrankter und stützt ihr Identitätserleben.

Intuition – die erlebnisorientierte Pflege

Das erlebnisorientierte (»mäeutische«) Konzept in der Betreuung und Pflege Demenzkranker wurde in Holland entwickelt und hat zum Ziel, der Intuition der Betreuenden bzw. Pflegenden über die verschiedenen Betreuungsansätze hinweg Gewicht beizumessen und intensives Wahrnehmen zu fördern und zu schulen. »Mäeutik« bedeutet unter anderem »Hebammenkunst«. Im mäeutischen Konzept wird damit eine Art Geburtshilfe für Grundtalente verstanden, die Pflegende mitbringen. Intuition ist eine Grundfähigkeit der Menschen. Diese feinsinnig und differenziert zu nutzen und zielgerichtet handlungsorientiert in der Betreuung einzusetzen, ist das Grundanliegen des mäeutischen Konzepts. Der mäeutische Ansatz versucht zudem, intuitives Wissen zu verstehen und in Worte und Konzepte zu fassen. Die Bedeutung der Intuition ergibt sich daraus, dass der Umgang mit Demenzkranken in hohem Maße situations- und personenabhängig ist und nicht starren Regeln folgt. Die Kunst oder Kompetenz der Betreuenden besteht also nicht nur darin, Ansätze zur Betreuung zu kennen und sie einzusetzen, sondern insbesondere, sie passend einzusetzen. Betreuende tun dies dann in der Regel im jeweiligen Situationskontext »nach ihrem Gefühl«.

Cora van der Kooij, die das mäeutische Konzept überwiegend in der Öffentlichkeit vertritt, nennt typische Zielkonflikte und Spannungsfelder in der Betreuung und Pflege (Kooij 2007, 2019). So hätten zum Beispiel Pflegende oft das Ziel, Demenzkranken einen »warmen schönen Lebensabend« zu bereiten. Es gäbe jedoch auch Demenzkranke, die damit beschäftigt seien, ihre Probleme zu verarbeiten. Die Entscheidung, was beim einen oder anderen zu tun ist bzw. in welche Richtung die Begleitung und Unterstützung gehen soll, erfordere eine nuancierte und scharfsinnige Abwägung, Sachverstand und Erfahrung.

Intuitiv zu handeln bedeutet, eine Situation sehr schnell einzuschätzen und darauf aufbauend Handlungsmöglichkeiten zu entwickeln. Dies geschieht vor allem durch implizite (unbewusste) Denk- und Bewertungsschritte aufgrund der momentanen Wahrnehmung der Situation, zurückliegender Erfahrungen in ähnlichen Situationen und des verinnerlichten Sachverstands (implizites Wissen). Intuitives Handeln ermöglicht eine schnelle und flexible Anpassung des eigenen Verhaltens an eine Situation. > Implizites und explizites Wissen, Seiten 59 f.

Cora van der Kooij nennt die folgenden Spannungsfelder in der Betreuung, die meist intuitives Handeln und Wahrnehmen erfordern.

Mitgehen oder Grenzen setzen Betreuende hätten es oft schwer, Demenzkranken Grenzen zu setzen. Ihr Bestreben, es den Kranken entsprechend den Pflegephilosophien und Betreuungsansätzen gut gehen zu lassen, sei zuweilen beinahe maßlos. Wie Eltern ihrem Kind Grenzen setzen, könne das auch für Demenzkranke heilsam sein. Es gebe Kranke, die ein ganzes Leben lang einen schwierigen Charakter gehabt oder in einem Umfeld gelebt hätten, in dem sie nie auf Widerstand gestoßen seien, den sie eigentlich für ihre persönliche Entwicklung gebraucht hätten. Dann gebe es aber auch Kranke, die immer Schwäche gezeigt hätten und jetzt noch ihre Stärke zeigen wollten. Im ersten Fall sollte man vermutlich eher Grenzen setzen, im zweiten eher nachgeben.

Unter »Gegensteuern und Autorität« versteht van der Kooij eine Haltung und Handlungsweise, bei der es um die Begrenzung eines Verhaltens geht, das für den Kranken selbst destruktiv ist und in die soziale Isolierung führt. Durch Gegensteuern fühle der Kranke, dass jemand da sei, der ihm gewachsen sei und seine Stärke respektiere, ohne vor ihm zurückzuweichen. Je nach Situation und Persönlichkeit des Kranken könne dies ein Gefühl der Sicherheit vermitteln. Selbst ein Streit könne möglich sein, wenn er dem Kontaktaufbau diene und nicht zur Distanzierung und Isolation führe. Hierbei sei jedoch eine große Kompetenz der Betreuenden im Umgang mit ihren eigenen Gefühlen gefordert.

Appell oder Prothese Es könne in der einen Situation sinnvoll sein, einen Kranken trotz Unmut oder Widerstand zu motivieren oder sogar hartnäckig aufzufordern, etwas trotz Anstrengung und Mühe selbst zu tun, um ihm letztlich ein Gefühl von Kompetenz und Selbstwirksamkeit zu vermitteln. In einer anderen Situation sollten wir ihn jedoch »prothetisch« stützen und ihm Anstrengendes abnehmen. Dies hängt davon ab, ob der Kranke im Moment nur etwas bequem und demotiviert oder ob er von den vielen Anstrengungen an diesem Tag bereits erschöpft ist.

Nähe oder Distanz Cora van der Kooij spricht sich klar dafür aus, im regelmäßigen Betreuungskontakt psychische Nähe zum Kranken zuzulassen bzw. aufzubauen und nicht zu viel professionelle Distanz zu zeigen. Wirkliche Professionalität bedeute, sich zu öffnen und echte Nähe, Herzlichkeit und auch Bindung zuzulassen. Wichtig sei, dass sich Betreuende ihre eigenen Gefühle bewusst machten und sie reflektierten. Schutz brauchten sie vor einem allzu großen Appell an ihr Einfühlungsvermögen und nötigenfalls vor einem zu persönlichen »engen Band« zu einem Kranken. Hier sollten sie auf nötige Grenzen der Nähe achten.

Eingehen auf Gefühle oder nicht Betreuende würden oft intuitiv wissen, ob sie beispielsweise auf einen Kranken, der gerade verstimmt sei, eingehen oder ihn in Ruhe lassen müssten. Eventuell könnten sie die Verstimmung mit Humor relativieren oder es sei sinnvoll, das Gefühl beim Namen zu nennen und zu validieren. Sie erkennten auch intuitiv, ob sich ein Gefühl selbstdestruktiv entwickeln und etwa zu Panik oder Aggression führen könne.

Die Ausführungen machen deutlich, dass das mäeutische Konzept keine einfachen »Rezepte« für die Betreuung Demenzkranker vermitteln will, sondern vor allem die individuelle Handlungskompetenz, Kreativität und Inspiration der Betreuenden stärken möchte, damit sie angemessen zur jeweiligen Situation und gegenüber der jeweiligen Person handeln und eigene kreative Wege entwickeln können.

Hierzu ist vor allem wichtig, die Betreuenden in ihren intuitiven Fähigkeiten zu schulen und zu sensibilisieren. Dem unverdeckten und nicht durch starre Regeln eingegrenzten Gespür für den jeweiligen Kontext einer Situation (Bedürfnisse, Entwicklungsmöglichkeiten, Grenzen, Gefahren für den Kranken) ist Raum zu geben und es ist mit geeigneten Handlungsalternativen und realistischen Prognosen zu verknüpfen. Den Betreuenden soll durch das mäeutische Konzept außerdem verdeutlicht werden, was sie intuitiv bereits wissen, und sie sollen dies methodisch in der Betreuung und Pflege einsetzen. Betreuende sollen behutsam eine gefühlsmäßige Bindung zu den Kranken aufbauen und sich dabei der Wechselwirkung ihrer eigenen Gefühle mit denen der Kranken bewusst werden.

Die Förderung der Intuition bedingt neben einer zunehmenden Sensibilität eine kritische Reflexion und Auseinandersetzung mit den eigenen Gefühlen, Ängsten, Werten und Zielvorstellungen in der Betreuung sowie mit den Gewohnheiten im Handeln. Lehne ich es beispielsweise immer wieder spontan ab, auf die Gefühle eines Kranken einzugehen, der sich einsam fühlt oder sterben möchte, dann kann dies auch an meinen (unbewussten) Ängsten vor Einsamkeit, an meiner ethischen Ablehnung des Todeswunsches, an meiner Sorge, mir dann Zeit für den Kranken nehmen zu müssen, die ich nicht habe, oder an meiner Katastrophenerwartung liegen, dass sich der Kranke dann etwas antun könnte.

Die Intuition spielt in der Betreuung demenzkranker Personen eine große Rolle. Das ist nicht unprofessionell. Im Gegenteil: Die intuitive Wahrnehmung bedarf der Reflexion und Schulung.

Körper- und Sinnesorientierung

In der Betreuung Demenzkranker haben sich musisch-sinnliche Ansätze wie Musik-, Kunst- und Tanztherapie etabliert (Falk 2019; Ganss 2016; Kollak 2016; Radenbach 2014; Schmidt-Hackenberg 2013). Die angewandten Methoden sind jedoch nur bedingt vergleichbar mit denen bei nicht Demenzkranken. Im Vordergrund stehen:

- die Anregung vorhandener Potenziale und die Anerkennung von Fähigkeiten,
- der Abbau krankheitsbedingter Hemmschwellen und Blockaden,
- die Förderung der Erlebnis- und Lebensqualität,
- der Zugang zu Gefühlen (der Freude genauso wie der Trauer und Angst),
- Betätigung und Kommunikation,
- Sicherheit, Identitätsunterstützung und Kontinuität durch Rituale,
- die Orientierung an Vertrautem wie dem Singen altbekannter Lieder oder dem Tanzen eines Walzers.

Insbesondere der Einsatz von Musik durch gemeinsames Singen bekannter Volks- und Wanderlieder oder Schlager hat einen festen Platz in jedem Betreuungskonzept für Demenzkranke. Zwischen dieser identitäts- und erlebnisfördernden Pflege von Kulturgut und speziellen therapeutischen Vorgehensweisen wie dem improvisierenden ausdrucksorientierten Umgang mit einfachen Instrumenten besteht ein weites Feld an Möglichkeiten, die je nach den vorrangigen Zielen und der Akzeptanz der Kranken genutzt werden können.

In der Kunsttherapie eröffnet sich die Bandbreite zum Beispiel vom beschaulichen Betrachten und Berühren von Kunstobjekten über arbeitsames Schmirgeln und Feilen an Speckstein bis zum freien Malen meist mit sehr einfachen, dafür aber wirkungsvollen Techniken wie Nass-in-Nass-Malen, Seidenmalerei oder auch mit Pinsel und Farbe.

MUSIK UND TANZ Beim Tanzen kommen häufig bekannte Tänze wie der Walzer zum Zug, dessen Schrittfolge auch fortgeschritten Demenzkranke aufgrund der tiefen Verankerung im prozeduralen Bewegungsgedächtnis noch beherrschen. Erfolgserlebnisse ebenso wie Freude an Rhythmus und Bewegung sowie an der sinnlichen Komponente beim Paartanz sind oft leicht zu erreichen. Beim einfachen Tanz in der Gruppe wird zudem die Gemeinschaft intensiv erfahren. Fähigkeitsbeeinträchtigungen und Anspannung treten dabei oft in den Hintergrund. Mit behutsamer und ansprechender Animation können meist auch zurückhaltende Teilnehmerinnen und Teilnehmer zum Mitmachen bewegt werden.

Bei gehbeeinträchtigten Menschen führen gemeinsames Schunkeln und Wiegen im Sitzen zu ähnlichen Erfahrungen. Einfache Sitztänze können zum Teil noch eingeübt werden. Erstaunlicherweise nehmen auch Kranke, die früher solche Aktivitäten aus unterschiedlichen Gründen gemieden hätten, ab einem bestimmten Krankheitsstadium gern an solchen Aktivitäten teil. Die kognitive Bewertung, etwas als kindisch, peinlich oder blamabel zu empfinden, tritt offenbar gegenüber dem natürlichen emotionalen Erleben in den Hintergrund.

ERGOTHERAPIE Ergotherapie und Logopädie können ebenfalls zum Einsatz kommen, wenn der Fokus weg von einer leistungsorientierten Zielerreichung oder einem reinen Trainingscharakter hin zu lustvoller oder spielerischer Beschäftigung mit Erfolgserlebnissen gerichtet wird. Lern- und Trainingserfolge wie bei Schlaganfallkranken sind bei Demenzkranken nicht zu erreichen. Sie nehmen demgegenüber schlimmstenfalls nur das Mühsame von dem wahr, was ihnen abverlangt wird. Kleine Erfolge, die der Therapeut vielleicht sieht, sind meist wenig im Alltag relevant, also nur von recht begrenzter Dauer und für die Kranken in ihrer Selbstwahrnehmung nicht von Bedeutung.

Erfolgreich kann Ergotherapie im Erhalten oder Reaktivieren noch vorhandener Potenziale bei alltagsrelevanten Tätigkeiten wie Teilverrichtungen beim Kochen oder Backen, handwerkliche Einzelverrichtungen, Tischdecken, Umgang mit Messer und Gabel sowie der eigenen Körperpflege sein. Je weiter die Krankheit fortschreitet, desto mehr geht es dann nicht mehr um Übung zum Erhalt der Selbstständigkeit, sondern um geeignete Hilfestellungen durch Betreuende, damit Teilaspekte der Selbstständigkeit erhalten bleiben (vorsichtiges Ingangbringen einer routinierten Bewegungsabfolge; SCHAADE 2016). Die Betreuende sitzt zum Beispiel neben einer Demenzkranken und führt deren Hand mit dem Löffel langsam zum Mund, so wie sie es früher selbst gewohnt war zu tun.

In der Logopädie geht es bei früh sprachbeeinträchtigten Demenzkranken (etwa bei Formen der Frontotemporalen Demenz) vor allem darum, Hemmungen und Blockaden bei den auftretenden Sprachstörungen abzubauen und Techniken des pragmatischen Umgangs mit ihnen zu erlernen, zum Beispiel: eine Pause einzulegen, wenn ein Wort nicht einfällt, oder es zunächst zu übergehen.

Körper- und sinnesorientierte Ansätze sind insbesondere bei fortgeschrittener Erkrankung wertvoll und werden zunehmend zur alleinigen Form des Zugangs. Aber auch in früheren Krankheitsstadien können sie zum Einsatz kommen, um Selbstwahrnehmung, Sinnesaktivität und Wohlgefühl zu fördern.

BASALE STIMULATION Die Basale Stimulation (BIENSTEIN u. a. 2021 betrachtet Sinneserfahrungen als lebensnotwendig für jeden Organismus. Durch ihre Anregungen und Methoden will die Basale Stimulation insbesondere bei Menschen mit extremen Einschränkungen Eigenerfahrung, Eigenbewegung und Kontakt bzw. Auseinandersetzung mit der Umwelt fördern und ihnen so eine Erfahrungswelt eröffnen. Entsprechend der physiologischen Entwicklungsfolge der Sinne wird vor allem den sich zuerst entwickelnden Sinnen Beachtung geschenkt: Vibrationsempfinden, Gleichgewichtssinn und Berührungssinne. Die Haut ist das flächenmäßig größte Sinnesorgan mit einer relativ großen Repräsentation in sensorischen Hirnarealen. Damit aktivieren Sinneserfahrungen über die Haut das Gehirn umfangreich.

Basale Stimulation kann anregend und entspannend oder beides zugleich sein, je nach eingesetzter Methode und Vorgehensweise. Der körperlichen Nähe und dem zwischenmenschlichen Kontakt kommt durch die Dimensionen Berührung, Körperkontakt und Stimmklang – bestärkt durch eine einfühlsam und zuverlässig »haltende« oder versorgende Person – eine wichtige Bedeutung zu. Bei der beruhigenden Ganzkörperwäsche zum Beispiel nehmen schwer kognitiv oder körperlich eingeschränkte Menschen, die den Kontakt zu ihrem Körper verloren haben, auf behutsam-angenehme Weise ihre Körperteile und Grenzen des Körpers wahr. Dies verbessert die Körperintegration und das Identitätserleben. Wohltuende Berührungen, Streicheln und Massieren reduzieren Stress und stabilisieren vegetative Funktionen. Physiologische Wirkungen auf die Dopamin- und Oxytocinausschüttung sowie die Aktivierung des limbischen Systems sind nachgewiesen.

SNOEZELEN Das »Snoezelen« (gesprochen: snuuselen), das im Niederländischen so viel wie »Schnuppern« oder »Dösen« bedeutet, verfolgt ganz ähnliche Ziele, jedoch breiter und unspezifischer auf alle Sinne gerichtet. Ursprünglich kommt der Ansatz aus der Betreuung geistig behinderter Kinder und soll lustvolle, anregende und spielerische Sinneserfahrungen in freundlicher und harmonischer Atmosphäre vermitteln. Es gibt in Einrichtungen zum Teil spezielle Snoezelen-Räume, in denen Licht-, Farb- und Klangspiele, spezielle Tastobjekte und Bewegungsspiele sowie eventuell ein Wasserbett zu finden sind. Bei Demenzkranken kann ein solcher Raum unterschiedliche Empfindungen bewirken: von Interesse und Aufmerksamkeit weckend bis hin zu Desinteresse oder ängstigend. Erfahrungen, die beim Snoezelen gemacht werden, sind für Demenzkranke meist neu und fremd, daher können sie eben auch ängstigen.

Snoezelen-Aktivitäten müssen also, wenn es sich um zunächst befremdliche Dinge handelt, durch eine vertrauensvolle Bezugsperson begleitet werden. Bei Demenzkranken in sehr fortgeschrittenen Krankheitsphasen, wenn das Wissen über die Vertrautheit oder Nichtvertrautheit von Dingen weitgehend verloren ist, können wiederum zum Beispiel Licht- oder Klangspiele, die nicht durch Lautheit oder Geschwindigkeit erschrecken oder überfordern, zur Anregung beitragen.

KINÄSTHETIK Kinästhetik in der Pflege ist ein wertvoller Ansatz, wenn es darum geht, körperlich oder motorisch beeinträchtigten Menschen ganz praktische Hilfestellungen zu geben (Hatch u.a. 2005; Resch-Kröll & Hojdelewicz 2018). Dazu wird auf physikalische Gegebenheiten der Schwerkraft, der Bewegungsmöglichkeiten des Körpers und auf gewohnte Abläufe Bezug genommen. Zudem wird Wert darauf gelegt, dass sich Kranke durch Hilfestellungen partnerschaftlich unterstützt fühlen. Sie sollen sich bei der Hilfe möglichst wohl und sicher fühlen. Als wesentlich wird angesehen, die Kranken zur Eigenaktivität anzuregen und Selbstständigkeit zu fördern.

Bei Demenzkranken geschieht dies insbesondere durch Ansprechen des prozeduralen Bewegungsgedächtnisses, das noch lange erhalten bleibt. So können in vielen Fällen, etwa beim Anziehen eines Kleidungsstücks, beim Aufstehen aus der Sitzposition oder beim Umgang mit Messer und Gabel durch kleine Hilfen und Anregungen tief verankerte Bewegungsroutinen geschickt angestoßen bzw. in Gang gebracht werden, die zu mehr Selbstständigkeit verhelfen.

Abschließend sei gesagt, dass der Alltag der Betreuung mit vielen kleinen und großen Problemen befrachtet ist, sodass die Umsetzung der gegebenen Anregungen aus den vorangegangenen Kapiteln nicht immer leicht ist. Umso mehr muss es darum gehen, die richtigen Prioritäten und Ziele zu setzen, das uns Mögliche zu tun und dabei genauso selbstverständlich Grenzen zu akzeptieren. Wir als Betreuende brauchen auch für uns die Toleranz und Gelassenheit, die wir den Kranken zukommen lassen wollen im Blick auf das Wesentliche in der Beziehung. Dabei sollten wir uns selbst im Kontakt mit jedem Kranken immer wieder neu als Lernende verstehen.

ANGEHÖRIGE Vorsicht ist insbesondere geboten, dass nicht zu hohe Ansprüche an die häusliche Betreuung durch Angehörige erhoben werden. Angehörige sind besonders belastet und beansprucht und brauchen an erster Stelle Verständnis und Unterstützung. In speziellen Kursen, in denen Raum für Austausch und Gespräch gegeben wird, können Anregungen zur Betreuung jedoch auch Angehörigen vermittelt und mit ihnen eingeübt werden. Wenn dies pragmatisch und lebensnah geschieht, erleben es Angehörige als bereichernd und hilfreich.

Zusammenschau der Ansätze

Die dargestellten Ansätze sollten nicht nur eine Vielfalt an Möglichkeiten aufzeigen, um demenzkranke Menschen zu unterstützen und mit ihnen gut in Kontakt zu sein. Die Reihenfolge der Darstellung orientierte sich am Krankheitsverlauf. So sind Gedächtnisanregungen und

Realitätsorientierung vor allem in den ersten Jahren mit der Erkrankung sinnvoll, um Kompetenzen und Bezüge zu erhalten und für eine angemessene Anregung von Geist und Sinnen zu sorgen. Die Validation stellt das Beziehungserleben, die Beziehungsgestaltung und die Ausrichtung am inneren Bezugsrahmen der Betroffenen in den Mittelpunkt. Dies entspricht der besonderen Bedeutung von Beziehung und Kontakt gerade in der mittleren Phase der Erkrankung, in der Halt und Sicherheit vor allem durch Kontakt und Beziehung möglich sind. Erinenrungspflege verhilft besonders im mittleren Stadium zu Kompetenz- und Identitätserleben. Körper- und Sinnerorientierung sind in der letzten Krankheitsphase wertvoll, in der die Menschen das eigene Leben und die Anregungen vor allem über die Sinne aufnehmen und erfahren.

Verhaltenstherapeutische und milieutherapeutische Aspekte können in allen Krankheitsphasen eine Rolle spielen, je nachdem, welche Aspekte oder Methoden der Ansätze zum Einsatz kommen. Selbsterhaltungstherapie und die »Erlebnisorientierte Pflege« sind Ansätze, die die vorgenannten in einem Gesamtkonzept verbinden und ergänzen.

Eine Intention in den vorangegangenen Kapiteln in diesem Buch war es, auch zu vermitteln, wie vielfältig, differenziert, komplex und »menschlich« Menschen mit Demenz bis in die letzte Krankheitsphase hinein bleiben. Dies zeigt sich auch in der Vielzahl der Ansätze, die in diesem Kapitel über therapeutische Hilfen beschrieben wurden. Die innere Wirklichkeit von Menschen, selbst im fortgeschrittenen Stadium einer Demenzerkrankung, können wir nur ansatzweise verstehen. Daher sind unsere Fähigkeit zu Empathie, unsere Intuition und die Möglichkeit, mit Menschen unmittelbar und authentisch in Kontakt zu treten, wichtig. Dies ermöglicht uns, über die Grenzen theoretischer Vorstellungen hinaus andere Menschen zu verstehen und auf sie einzugehen.

Besondere Herausforderungen in der Betreuung

Kommunikation

Sprache und Kommunikation ermöglichen über die Informationsvermittlung hinaus sozialen Kontakt. Es gilt: »Der Ton macht die Musik.« Stimmklang, Tonlage, Sprechmelodie und alle Aspekte der Körpersprache, die mit und ohne verbale Kommunikation vermittelt werden, haben entscheidende Auswirkungen auf das Beziehungs- und Kontakterleben. Im fortgeschrittenen Krankheitsstadium zentriert sich die Kommunikation weitgehend auf nonverbale Anteile.

Solange jedoch die Inhalte der Sprache auch für den Kranken noch bedeutsam sind, sollten wir im Sinne der Milieutherapie erleichternd und stützend aktiv werden. Demenzkranke leiden in der ersten und mittleren Krankheitsphase zum Teil sehr unter den Schwierigkeiten, sich anderen verständlich zu machen. Das Sprachverständnis ist meist noch länger erhalten als die Fähigkeit zu sprechen. Sprechen mit den Kranken ist jedoch auch dann noch wichtig, wenn diese anscheinend nichts mehr verstehen.

Je nach (beruflicher) Biografie – als Lehrer, Beamtin, Handwerker oder Künstlerin – sind wir unterschiedliche Kommunikationsstile gewohnt und fühlen uns fremd oder haben Schwierigkeiten in der Kommunikation, wenn die Stile anderer von unserem Muster abweichen. Dieselbe »Sprache« zu sprechen vermittelt Nähe, Vertrautheit, ein Gefühl der Aufgehobenheit und Identität. Das ist für Demenzkranke sehr wertvoll.

Es lassen sich allgemeine Anregungen zum Sprechen mit Demenzkranken geben (siehe Abbildung 10).

ABBILDUNG 10

Veränderungen im Sprechen und mögliche Unterstützung

Veränderung	**Folge**	**Probleme**	**Hilfe**
Wortfindungsstörungen		bleibt mitten im Satz hängen	behutsam auf die Sprünge helfen
Gedächtnisstörungen	• den Faden verlieren, Gedankensprünge, nicht mehr weiterwissen • Verständnisprobleme bei anderen • häufige Wiederholungen	sich selbst als verwirrt und unkonzentriert erleben, sich überfordert fühlen	• behutsam, diplomatisch zum roten Faden zurückführen, das Gespräch strukturieren helfen • sich selbst kurz und klar ausdrücken • auf Wiederholungen immer wieder neu eingehen, als sei es das erste Mal
Konfabulation	Geschichten aus bruchstückhaften Informationen und Erinnerungen zusammendichten und zusammenreimen	darauf normal eingehen, nicht korrigieren	
abnehmende Abstraktionsfähigkeit, abnehmender Wortschatz	Einfache, konkrete Ausdrucksweise	Verständnisprobleme bei abstrakten Aussagen	möglichst anschaulich und konkret in Bildern und Beispielen sprechen, Fremdwörter vermeiden
Nachlassen des logischen Denkvermögens		Verständnisproblem bei Zusammenhängen, Wenn-dann-Sätze können zum Teil nicht mehr verstanden werden	

Veränderung	Folge	Probleme	Hilfe
abnehmendes Urteilsvermögen Selbstkontrolle, Identitätsverlust	der Kranke spricht zum Teil sehr unkontrolliert, er braucht das Sprechen (u. U. auch Selbstgespräche), um sich seiner selbst mehr gewahr zu werden		• zulassendes und validierendes Eingehen • die Identität stützen • anerkennen, loben
Eindrücke und Informationen nicht mehr fokussieren und filtern können	leicht ablenkbar, nimmt viele Eindrücke gleichzeitig auf	ist überfordert, wenn viele Reize und Eindrücke gleichzeitig einströmen	Reizüberflutung und ablenkende gleichzeitige Eindrücke vermeiden; nur einer spricht zur selben Zeit
ähnlich klingende Worte sowohl beim Sprechen als auch beim Hören leicht verwechseln	etwas falsch verstehen oder mitteilen		diplomatisch Hilfestellung geben und Missverständnisse klären
Probleme beim Erkennen und Benennen von Dingen		Hilfestellung geben	
allgemein sprachliche Einschränkungen		Ängste, sich mitzuteilen, Angst vor Misserfolg, sich blamieren, nicht weiterwissen	• eine angenehme gelöste Atmosphäre schaffen, Geduld, Zeit lassen • Wertschätzung vermitteln, selbst Fehler machen und dabei Humor zeigen • den Kranken diplomatisch vor Bloßstellung schützen

Veränderung	Folge	Probleme	Hilfe
Verlust der Orientierung: Wer ist angesprochen? Wo (rein räumlich) spricht jemand?	sich durch jede sprachliche Äußerung persönlich angesprochen fühlen		Reizüberflutung vermeiden, beim Sprechen Blickkontakt suchen, ggf. auch berühren
starke sprachliche Einschränkungen		gegenseitige sprachliche Verständigungsprobleme	nichtsprachliche Kommunikationsmöglichkeiten einsetzen
sprachliche Perseverationen (Stocken, beharrliches Wiederholen)	etwa: da da da da geht da geht da geht einer		mit Fantasie versuchen, die Mitteilung zu verstehen und ggf. darauf einzugehen
automatisches Nachsprechen von Gehörtem (Echolalie)			nicht als bewusste Mitteilung werten
problemloses Vorlesen von Texten, ohne etwas zu verstehen			sich im Klaren sein, dass der Inhalt nicht verstanden wird
Aneinanderreihen von Silben und Lauten im Tonfall und der Sprachmelodie einer normalen Äußerung			• entsprechend der Sprachmelodie und Vermutungen darüber, was der Kranke vielleicht äußern wollte, mit ihm ins Gespräch kommen • nicht irritiert nachfragen und verunsichern
Fehlen sprachlicher Äußerungen			auf nonverbale Signale achten, darauf eingehen und trotzdem selbst mit dem Kranken sprechen (auf eigenen Tonfall achten)

Sprechen Sie mit und zu demenzkranken Menschen auch dann noch, wenn sie die Sprache vermutlich nicht mehr verstehen. Zumindest die Sprachmelodie und deren nonverbale Botschaften kommen an.

Kontaktaufnahme

Wo uns eine Umgebung und die Personen in dieser Umgebung fremd sind, da kann die Kontaktaufnahme diese Fremdheit verstärken oder aber vermindern. Beginnen Sie ein Gespräch am besten mit einer anerkennenden oder wertschätzenden Mitteilung. Dies schafft schnell Vertrauen und reduziert Ängste oder Unsicherheiten beim Kranken. Tipps sind hierzu:

- Mit manchen Kranken kann man besser ins Gespräch kommen, wenn man etwas gemeinsam tut (abspülen, spielen etc.). Sie sind dann unbefangener und haben weniger Angst, Fehler zu machen.
- Häufig wirkt auch eine gleichzeitige behutsame Berührung an Schulter oder Arm oder auch das Reichen der Hand unterstützend, wenn es sich anbietet und der Kranke dafür offen erscheint.
- Suchen Sie beim Gesprächsaufbau Blickkontakt und vermeiden Sie das Ansprechen von hinten, um eindeutig wahrgenommen zu werden.
- Gehen Sie bei ängstlichen, sehr eingeschränkten oder sich abhängig fühlenden Kranken bei der Kontaktaufnahme auf Augenhöhe, um partnerschaftlich, zugewandt und vertrauensvoll zu wirken.

Die Art der Kontaktaufnahme ist der Türöffner für eine Begegnung und wichtig für die Pflege einer Beziehung.

Gesprächsinhalte

Demenzkranke gehen gerne auf einen freundlichen »Small Talk« ein. Das Gespräch über das Wetter und über andere gängige Themen ist für sie unverfänglich, meist stressfrei und sie erleben es selten als oberflächlich. Die Gesprächsthemen dürfen sich getrost häufig wiederholen. Sie werden vom Kranken meist immer wieder neu erlebt.

- Sprechen Sie deutlich, in einfachen und konkreten Sätzen und kommen Sie möglichst gleich auf den Punkt.
- Stellen Sie eher Fragen, die der Kranke möglichst einfach mit Ja oder Nein beantworten kann. Seien Sie mit offenen Fragen vorsichtig, sie können den Kranken schnell überfordern und unter Druck setzen.
- Humor und Heiterkeit sind ganz wichtige erleichternde Faktoren in Gesprächssituationen. Eine allzu ausgelassene lebhafte Stimmung kann jedoch auch überfordernd wirken.
- Nutzen Sie nichtsprachliche Verständigungsmöglichkeiten aktiv (Mimik, Gestik, Vormachen, Zeigen). Werden Sie ein wenig zu Pantomimekünstlern – manche Kranke lassen sich gern auf Spiele mit Gestik und Mimik ein.
- Nutzen Sie alle Sinneskanäle zur Informationsvermittlung: Wenn Sie den Kranken fragen, ob er ein Stück Kuchen möchte, sollten Sie ihm den Kuchen zugleich zeigen.
- Vermeiden Sie Belehrungen und Zurechtweisungen.
- Lassen Sie dem Kranken Zeit und geben Sie ihm Raum, um auf eine Frage zu antworten oder selbst von sich aus einen Beitrag zum Gespräch zu leisten. Helfen Sie behutsam und diplomatisch erst dann, wenn Sie merken, dass der Kranke in eine Stresssituation gerät oder unsicher wird, weil er zum Beispiel nicht mehr weiterweiß.
- Vermeiden Sie ablenkende Geräusche, Aktivitäten und Parallelgespräche. Der Kranke kann sich nur auf eine Sache gut konzentrieren und wird leicht abgelenkt.

Die Inhalte, um die es im Gespräch geht, sollten vor allem dazu dienen, eine gute Atmosphäre zu schaffen und es den Erkrankten leicht zu machen, sich an der Kommunikation zu beteiligen.

Gefühle zeigen

Der betonte (nonverbale) Ausdruck von Gefühlen, die zu einer Mitteilung gehören, ist hilfreich für den Erkrankten, um die Gesprächssituation klarer einordnen zu können.

- Achten Sie auf Ihre eigene Körpersprache und auf Gefühlsbotschaften, die oft sehr genau wahrgenommen werden.
- Gehen Sie besonders auf die Gefühlsdimension des Inhalts und der Mitteilungen Demenzkranker ein (Validation).

Kleine Hilfen oder Techniken erleichtern im Gesprächsverlauf den Umgang. Irritationen können so abgefangen werden.

Umgehen mit Mehrdeutigkeiten Demenzkranke drücken sich oft unklar aus. Gezieltes Nachfragen verunsichert sie jedoch oder bringt sie in Bedrängnis. Eine mögliche Zugangsweise ist eine mehrdeutige offene Aussage oder Frage. Zum Beispiel ist ein Kranker ärgerlich, kann aber nicht sagen, warum. Die Betreuerin könnte äußern: »Ja, nicht wahr, so geht das also wirklich nicht.« Sie bestätigt so, dass sie den Ärger verstanden hat, und kann die Reaktion des Kranken abwarten.

Oder ein anderes Beispiel: Demenzkranke können eine Puppe einmal als Puppe und ein anderes Mal als ein richtiges Kind wahrnehmen. Eine offene Äußerung könnte sein: »Die ist aber goldig, hat sie einen Namen?« Die Betreuerin lässt so offen, ob es sich um eine Puppe oder ein Kind handelt. Im weiteren Gesprächsverlauf wird sie mehr darüber erfahren.

Fortsetzen Demenzkranke fragen oft nach den Eltern und äußern den Wunsch, zur Mutter zu gehen. Statt der üblichen validierenden Technik kann auch eine Anregung zum Fortsetzen des Gesprächs gegeben werden, zum Beispiel diese Äußerung: »Sie denken noch oft an Ihre Mutter«, »Denken Sie, Ihre Mutter würde sich über den Besuch freuen?« oder »Was Ihre Mutter wohl sagen würde, wenn Sie kommen?«. > Validation, Seiten 77 f., 85, 107

Sich immer wieder die gleiche Geschichte anhören Betreuende sollten sich mehr auf die Gefühle des Kranken konzentrieren als auf den Inhalt des Gesagten. Die Gefühle sind immer aktuell und neu, auch wenn sie sich wiederholen. So lassen sich Langeweilegefühle beim Zuhören vermeiden.

Auf die Sprünge helfen Bei unklaren Äußerungen sollte man Formulierungshilfen anbieten: »Ja, dann bin ich in das Dings gegangen«, äußert die Kranke. Die Betreuende erwidert etwa: »Sind Sie in ein Haus gegangen?«

Beschäftigung und Tätigsein

Beschäftigung und Tätigsein sind menschliche Grundbedürfnisse. Tätig zu sein heißt nicht nur, aktiv etwas Sinnvolles zu tun. Auch Wahrnehmen, Erkennen und Zuhören sind Tätigkeiten.

Für die Auswahl von Aktivitäten ist zunächst vor allem entscheidend, wie der Kranke eine Tätigkeit selbst erlebt (seine innere Bewertung des Tuns, seine Gefühle beim Tun, seine Beurteilung der Resultate). An zweiter Stelle stehen Bewertungen von außen, beispielsweise folgende Fragen: Wurde er nach vorheriger gereizter Stimmung ruhiger? Hat sich sein Antrieb verändert? Hat es die Selbstständigkeit oder das Kontaktverhalten unterstützt?

LUST- UND UNLUSTGEFÜHLE Neben der Freude, die ein Kranker an einer Tätigkeit hat, sind mitentscheidend die Freude, das Interesse und die Lust, die der Betreuende an einer Tätigkeit hat. Demenzkranke Menschen werden leicht von den Emotionen des Gegenübers angesprochen, »angesteckt«.

Generell ist wichtig, sowohl die Ressourcen und Fähigkeiten als auch die Beeinträchtigungen der Kranken gut einzuschätzen. Oftmals ist Ausprobieren sinnvoll. So kommen zum Teil auch verborgene, nicht mehr vermutete Potenziale zum Vorschein.

Führt eine Aktivität zu Frustrationen, die durch Vereinfachungen und Unterstützung während des Tuns (Hilfs-Ich-Funktion oder prothetische Hilfe nach der Milieutherapie) nicht zu umgehen sind, sollte sie auf diplomatische Weise abgebrochen werden. Aussagen wie »Das ist wohl doch nicht so interessant, wollen wir lieber etwas anderes tun« oder »Mit diesem Werkzeug oder Material geht das wohl schlecht« können hilfreich sein, um nicht die Beeinträchtigungen des Kranken in den Vordergrund zu stellen. Zur Erfassung von Ressourcen ist es wichtig, die Biografie des Kranken zu kennen. Welchen Beruf hatte er? Welche Hobbys? Wie hatte er sich im Haushalt oder in der Wohnung (handwerklich) betätigt?

Allgemeine Tipps und Anregungen sind:

- Ein zu erreichendes Ergebnis ist zweitrangig, die Lust am Tun ist wichtig. Gibt es ein Ergebnis oder Produkt, sollte es allerdings den Ansprüchen des Kranken genügen.
- Sie sollten kreative oder produktive Tätigkeiten auswählen, bei denen mit einfachen Mitteln und Kompetenzen eindrucksvolle Ergebnisse erzielt werden können (Seidenmalerei, Nass-in-Nass-Technik etc.).
- Regeln bei Spielen gegebenenfalls abwandeln und vereinfachen, jedoch nur so, dass es vom Kranken akzeptiert und nachvollzogen werden kann. Großzügig mit Regelverletzungen umgehen: Der Kranke sollte mindestens die Hälfte der Spiele gewinnen.
- Die begrenzte Konzentrationsfähigkeit Demenzkranker und ihr langsameres Tempo beachten! Eine Aktivität sollte aber auch nicht zu kurz sein, da die Kranken erst eine Weile brauchen, um sich darauf einzustellen. Bestimmte Abläufe oder Regeln wie bei »Mensch ärgere dich nicht!« werden erst im Lauf des Spiels wieder präsent. Beim Werfen mit einem Ball muss der Bewegungsablauf erst wieder in Gang kommen. Bewegungsabfolgen bei einer Sitzgymnastik dürfen nicht zu schnell wechseln.

- Bei Aktivitäten, die der Kranke eher passiv bzw. rezeptiv begleitet, immer wieder zu kleinen Hilfeleistungen einladen oder zu Entscheidungen animieren, etwa mit welcher Farbe etwas angemalt oder wie das Gemüse geschnitten werden soll. Dies gibt ihm das Gefühl, beteiligt zu sein.
- Spontane Ideen der Kranken aufgreifen, wenn es möglich ist.
- Leistungen immer anerkennen, nicht kritisieren.

Die drei folgenden Beispiele aus der ambulanten Arbeit verdeutlichen solche individuellen Möglichkeiten.

Zuarbeiten Herr Meier war immer ein körperlich arbeitender Mann. Für Hobbys hatte er sich nie Zeit genommen. Durch die Demenzerkrankung konnte er vieles nicht mehr tun, selbst Holzhacken im Garten war nicht mehr möglich. Er wurde zunehmend unzufrieden und antriebsarm. Die Enkelin erinnerte sich, dass er als Rentner immer gern für etwas Geld kleinere Arbeiten übernahm. Und er besaß noch einfache motorische Fertigkeiten. In einem Heimwerkermarkt besorgte die Enkelin eine Packung Schrauben und dazu passende Muttern. Sie setzte sich abends zum Großvater an den Tisch und begann die Schrauben und Muttern nacheinander zusammenzudrehen. Der Großvater wurde neugierig und erkundigte sich. Sie erzählte ihm, dass sie eine Heimarbeit angenommen habe und dafür Geld bekäme, und fragte ihn, ob er ihr vielleicht etwas behilflich sein könne, da sie noch etwas vorhabe. Er solle auch einen Teil des Verdienstes erhalten. Der Großvater war einverstanden, übernahm die Arbeit und erhielt hinterher einen Geldschein, über den er sich freute. Wichtig war die momentane Freude über den Lohn der geleisteten Arbeit. Der Geldschein war bald vergessen.

Im Team sind wir gut Frau Braun war früher eine fleißige Hausfrau, wurde dann aber demenzkrank. Selbst das Geschirrspülen klappte nicht mehr, da sie zwar spülen konnte, aber das Geschirr völlig ungeordnet einräumte. Nach und nach übernahm ihr Mann viele Aktivitäten und machte ihr den Vorschlag, dass er doch nun in Rente sei und nichts zu tun habe, ob er nicht beim Geschirrspülen etwas helfen könne. Er würde das Einräumen übernehmen und seine Frau das Abspülen. So ging es ganz gut.

Hausarbeit als Selbstzweck Frau Weis besorgte für ihre Mutter ein Bügeleisen mit Sicherheitsabschaltung (schaltet nach zehn Sekunden ab, wenn es nicht bewegt wird). Ein Wäschekorb mit zu bügelnder Wäsche steht immer bereit. Die Mutter bügelt die Wäsche auch mehrmals, da sie nicht mehr wahrnimmt, ob sie bereits gebügelt ist. Sie ist froh, dass sie helfen kann und gebraucht wird. > Sinnesorientierung, Seiten 45, 65, 116

Demenzkranke sollten nur zu jenen Aktivitäten angeregt werden, die sie gern machen, selbst als sinnvoll erleben oder die ihnen subjektiv als nützlich erscheinen.

Umgang mit herausforderndem Verhalten

Der Begriff »herausforderndes Verhalten« bezieht sich allein auf die Wirkung des Verhaltens auf die Umgebung und nicht darauf, wie die erkrankte Person selbst das Verhalten erlebt. Was für die Umgebung eine Herausforderung bedeutet, kann unter Umständen für den Kranken mit Wohlbefinden verbunden und aus seiner Perspektive sinnvoll sein. Betreuende sind daher gefordert, herausforderndes Verhalten zu tolerieren, wenn es für den Kranken mit Lebensqualität verbunden ist, sofern andere nicht zu Schaden kommen.

Verhalten, das von Pflegenden häufig als belastend empfunden wird, sind Aggressionen, Unruhe, häufiges Rufen oder auch ein allgemeiner Rückzug: Oft werden Rückzugsverhalten und Apathie weit weniger belastend empfunden und damit auch weniger beachtet als aktive Störungen wie Aggressivität oder ständiges Rufen. Apathie und Rückzug können jedoch für den Kranken durchaus belastender sein als offensichtlich auffälliges Verhalten. Betreuende dürfen daher ihre Aufmerksamkeit nicht ausschließlich auf stark störende Verhaltensweisen beschränken.

Grundlegende Orientierung im Umgang mit herausforderndem Verhalten sollte zunächst immer die Verbesserung des Wohlbefindens des Kranken (und ggf. der Angehörigen) und nicht das Abstellen der Störung sein. Dadurch richtet sich die Aufmerksamkeit auch automatisch auf ein besseres Verständnis der Auslöser und Bedingungen.

Ein Zugang zu aggressiven Verhaltenstendenzen ergibt sich unter anderem durch eine Beachtung des Zusammenhangs von Grunderregung und Reizreaktion. Ist die Grunderregung eines Menschen bereits hoch, genügen kleine Auslöser in einer Situation, zum Beispiel ein Missverständnis oder eine etwas hektische Reaktion, durch die das Erregungsniveau einen Schwellenwert überschreitet, sodass Ärger, Wut oder aggressives Verhalten entstehen.

ABBILDUNG 11

Zusammenhang von Grunderregung und herausforderndem Verhalten

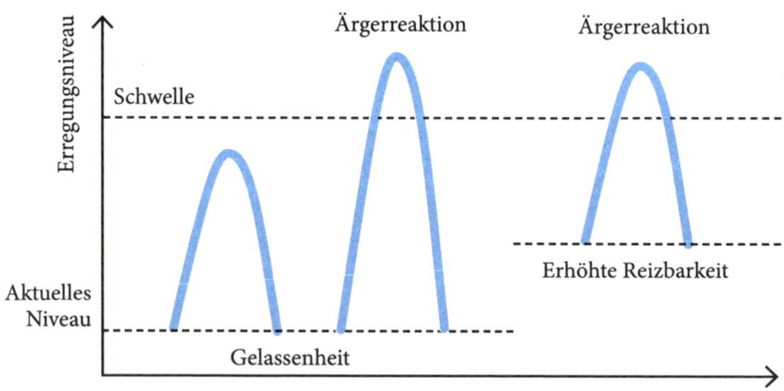

Als Faktoren, die eine erhöhte Reizbarkeit bewirken, kommen infrage (nach Marx 2007):

Körperliche Faktoren chronische Schmerzen, Schlafstörungen, Hunger, Durst, Harndrang, Unterzuckerung, Schilddrüsenunterfunktion, Medikamente (aktivierende Antidepressiva, Corticoide, Antiepileptika etc.), paradoxe Reaktionen auf Medikamente wie Beruhigungsmittel, Kaffee, Alkohol, Entzugssymptome (etwa bei Tranquilizern).

Psychosoziale Faktoren andauernde Unzufriedenheit oder Verbitterung, Langeweile bei Unterstimulation im Alltag, Reizüberflutung, das Gefühl, entmündigt zu werden, ausbleibende Wertschätzung, Überforderung, Anspannung und Gereiztheit von Bezugspersonen oder häufiger Wechsel von Bezugspersonen.

Neurologisch-psychiatrische Faktoren spezifische Persönlichkeitsstile (antisozial, emotional-instabil, histrionisch, narzisstisch); bestehende psychische Erkrankungen (etwa Frontotemporale Demenz).

Milieufaktoren Lärm, räumliche Enge, Lichtmangel, Unruhe etc.

Als frühe Anzeichen für einen Erregungszustand kommen infrage: Gesichtsrötung, Schweißausbrüche, Pupillenerweiterung, Zittern, muskuläre Anspannung, Unruhe, lauteres oder schnelleres Sprechen, Stammeln.

Zur Klärung der Entstehungsbedingungen aggressiven Verhaltens ist eine genaue Analyse des situativen Kontexts erforderlich: Was ist an Situationen ähnlich, in denen das Verhalten auftritt? In welchem Kontext tritt das Verhalten *nicht* auf? Welche Gedanken, Wahrnehmungen oder Fehleinschätzungen könnte die kranke Person vor dem Hintergrund ihrer Biografie oder ihrer aktuellen kognitiven Situation und Befindlichkeit entwickeln? Was könnte in der Situation ausprobiert oder verändert werden, um zu prüfen, ob die Ideen über die Auslöser des Verhaltens richtig oder falsch sind, bzw. um die Verhaltensreaktion zu beeinflussen? Welche Ereignisse kurz nach der Verhaltensreaktion kommen als Verstärker des Verhaltens infrage und welche Situationsmerkmale im Sinne einer Reiz-Reaktions-Verknüpfung? > Verhaltenstherapie, Seiten 87 f., 94

ABBILDUNG 12

Einfluss von Ereignissen auf das Verhalten

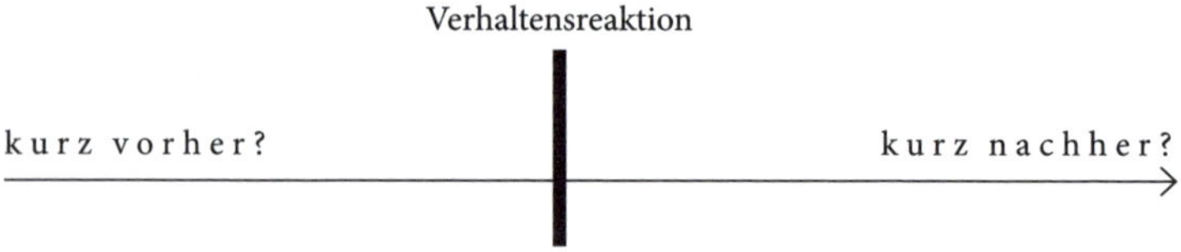

Viele als Symptome erscheinende Verhaltensweisen erweisen sich aus Sicht des Kranken als sinnvolle und wertvolle Aktivitäten. So ist zum Beispiel die Bewegungsunruhe eine Möglichkeit, auf innere Spannungen zu reagieren und sich in Aktivität zu begeben. Ebenso ist das häufige Umräumen und Ausräumen von Schränken meist ein Versuch, etwas Sinnvolles zu tun und sich zu betätigen. Ein als Rückzug gedeutetes Verhalten kann ein vermehrtes Ruhebedürfnis des Kranken ausdrücken oder er versucht damit, Situationen aus dem Weg zu gehen, die überfordernd, zu unruhig oder zu laut sein könnten. Auch beispielsweise die Sorge oder sichere Annahme, bedroht oder bestohlen zu werden, und daraus resultierende Anfeindungen und wütende Reaktionen resultieren häufig aus der Erfahrung, Dinge nicht dort wiederzufinden, wo sie der eigenen Vorstellung und Erinnerung nach sein sollten.

Versuchen Sie nach möglichen Auslösern oder Ursachen zu suchen, wenn Demenzkranke wütend oder aggressiv reagieren oder sich ungewohnt stark zurückziehen. Bleiben Sie möglichst gelassen und klar bei aggressivem Verhalten oder großer Erregung. Wenn Sie sich selbst sehr hilflos oder bedroht fühlen, suchen Sie Unterstützung, wenn nötig auch bei der Polizei. Beziehen Sie Aggressionen, auch wenn sie gegen Sie gerichtet sind, nicht persönlich auf sich.

Verwahrlosung

Was unter »Verwahrlosung« verstanden wird, hängt zunächst vor allem von gesellschaftlichen Normen ab. Infolge der kognitiven Beeinträchtigungen geht demenzkranken Menschen zunehmend die Fähigkeit verloren, Übersicht über ihre alltäglichen Dinge zu behalten, sie immer wieder dorthin zu legen, wo ein Platz für sie vorgesehen wurde, und für neue Dinge einen passenden Aufbewahrungsort zu finden.

ORDNUNG Es kann sein, dass demenzkranken Menschen die zunehmende Unordnung in der Wohnung auffällt und dass sie sie selbst als unangenehm empfinden. Behutsame Angebote, bei etwas behilflich zu sein, lehnen die Kranken jedoch unter Umständen aus Angst vor Einflussnahme oder aus Scham vor dem Offenkundigwerden der Unordnung ab.

Daher muss zunächst das Vertrauen der Kranken gewonnen werden. Sie müssen das Gefühl bekommen, dass ihnen nicht die Kontrolle über die Wohnung entzogen wird, sondern im Gegenteil das Aufräumen unter ihrer Aufsicht und Anleitung geschieht. Teilweise sind Kranke dann richtig froh und erleichtert, wenn alles wieder an seinem richtigen Platz ist und die Wohnung ordentlich aussieht.

Besonders wichtig ist es, Vereinfachungsregeln und veränderte Ordnungssysteme der Kranken zu beachten. Ein demenzkranker Mann legte die für ihn wichtigsten Dinge immer unter seinem Kopfkissen ab. Waren sie dort nicht zu finden, verunsicherte ihn dies sehr, oder er glaubte sogar, bestohlen worden zu sein. Eine weitere Vereinfachungsregel ist, alles Wichtige sichtbar aufzubewahren. Dann muss es nicht mühsam gesucht werden, sondern fällt von selbst in den Blick.

BEISPIEL

Eine verwahrlost wirkende demenzkranke Frau, die zugleich immer weniger gehfähig war, verteilte alle wichtigen Erinnerungsgegenstände aus ihrer Vergangenheit nah und sichtbar um ihr Bett herum. So hatte sie ihre Vergangenheit und lieb gewonnene Erinnerungsstücke und damit im Grunde sich selbst immer im Blick.

Vereinfachende Ordnungssysteme können auch helfen, die »Fassade« aufrechtzuerhalten. So legte eine Frau Schriftstücke, die sie nicht mehr systematisch zuordnen konnte, einfach irgendwo im Schlafzimmer ab. Da dort in diesem persönlichen Bereich Besucher keinen Zugang hatten, wirkte die Wohnung für andere immer ordentlich. Eine peinlich empfundene Unordnung kann zur zunehmenden Isolation von Menschen führen. Es wird niemand mehr in die Wohnung gelassen, weil man sich wegen der Unordnung schämt. Nach außen hin bemühen sich die Menschen dann, ein intaktes Bild von sich abzugeben, während sie möglicherweise bereits unter der Situation und der Überforderung in der Wohnung leiden. Dies kann dazu führen, dass sie sich zunehmend einsam, unglücklich oder auch unwert und ausgegrenzt fühlen und sich dadurch noch mehr zurückziehen. > Rückzug, Seiten 30 f., 45, 96, 105 f., 131 f.

Das Wohlbefinden des Kranken ist das wichtigste Ziel, das es zu erreichen gilt. Die eigenen Ordnungsprinzipien des Betreuenden oder der Angehörigen sollten hinterfragt und relativiert werden.

Ebenso kann es aber auch sein, dass die Kranken den verwahrlosten oder unordentlichen Zustand ihrer Wohnung oder auch die eigene Ungepflegtheit nicht mehr wahrnehmen oder anders bewerten. Gründe hierfür sind der Verlust des Wissens über eigene normative Ansprüche und Veränderungen des Erkennens und der Wahrnehmungsfähigkeit.

SAMMELN Manche Demenzkranke beginnen im Lauf der Erkrankung, zunehmend zu sammeln, und werfen nichts mehr weg. Teilweise sind sie sicherlich nicht mehr in der Lage, einzuschätzen, was noch gebraucht wird oder weggeworfen werden kann, und so heben sie zur Sicherheit erst einmal alles auf. Die Neigung zum Sammeln kann aber auch mit der Tendenz zu tun haben, an den Dingen festhalten zu wollen, um auch sich selbst zu bewahren. »Demenzkranke versuchen, sich symbolisch – durch Sammeln und Horten – ihre Welt zu erhalten, diese Verluste aufzufangen. Was sie ›im Kopf‹ immer wieder verlieren, wird materiell festgehalten« (Braun 2008).

Sammeln ist aber auch schlicht eine interessante Tätigkeit mit anregendem Charakter, die Demenzkranken als Kompetenz noch bleibt. Dinge zu sammeln, die gebraucht werden könnten, hat einen Sinn und vermittelt eine Aufgabe, während andere Aufgaben und Sinnbezüge verloren gehen.

Andere Demenzkranke gehen aufgrund der geistigen Einschränkungen wiederum zunehmend reduktionistisch mit ihrer Umwelt um. Nichts wird verändert, alles bleibt an seinem Platz und es kommt auch nichts Neues hinzu. Die Wohnung wirkt ähnlich einem Museum, an dem seit Monaten nichts verändert oder berührt wurde. Teilweise werden dann auch bestimmte Räume nicht mehr genutzt und betreten.

Fragen Sie sich: Welche eigenen Ordnungsprinzipien des Kranken gelten, die nicht gestört werden sollten? Welche Bedeutung haben Verhaltensweisen, bestimmte Räume oder das Sammeln für die Kranken?

HYGIENE Psychische Beeinträchtigungen wie depressive Verstimmungen, Antriebsminderung und der Verlust an Übersicht und Orientierung können die Tendenz verstärken, beispielsweise Geschirr nicht mehr abzuspülen oder Wäsche nicht mehr zu waschen. Da ältere Menschen schlechter wahrnehmen und sich Geruchsempfindungen verändern bzw. deutlich nachlassen, merken sie oft nicht, wenn Unterwäsche und Kleidung mit Urin verunreinigt sind. Bei fortgeschritten Erkrankten geht auch der Ekel vor Kot verloren oder die Ausscheidungen werden nicht mehr als solche erkannt.

Manchmal räumen Betreuende in den Wohnungen Demenzkranker heimlich auf, weil jegliche Hilfe von den Kranken abgelehnt wird. Solche Aktionen sind mit dem Risiko verbunden, dass der Kranke die Veränderung bemerkt und sehr misstrauisch und verärgert reagiert. Menschen, die schon einmal einen Einbruch in ihrer Wohnung erlebt haben, wissen, wie verunsichernd ein solcher Fremdeingriff in der Wohnung erlebt wird. Wenn jedoch aus gewichtigen Gründen wie Vergiftungsgefahr oder weil der Kranke selbst unter der Ungepflegtheit der Wohnung leidet, kein anderer Weg gesehen wird, sollte versucht werden, wirklich Wichtiges in Ordnung zu bringen, das heißt: verdorbene, gefährliche Lebensmittel zu entsorgen, eine Grundreinigung besonders in Küche, Bad und Toilette vorzunehmen, stark verschmutzte, eingekotete oder mit Urin durchnässte Kleidung zu waschen und ansonsten nur schrittweise etwas am Erscheinungsbild der Wohnung zu verändern.

Besser ist es aber meistens, erst einmal zu versuchen, dem Kranken vertrauensvoll und diplomatisch Hilfe anzubieten. Äußerungen wie »Du hast mir immer geholfen, als ich noch ein Kind war, nun möchte ich dir auch ein wenig behilflich sein« oder »Lass mich dir ein wenig helfen, ich habe gerade nichts zu tun; du sagst mir, was ich tun kann und tun darf« können den Zugang etwas erleichtern. Nach beständigem Bitten, doch eine Reinigungskraft kommen zu lassen, sind Demenzkranke auch immer wieder zu diesem Schritt bereit und freuen sich dann überraschenderweise über den freundlichen Besuch, mit dem sie sich ganz angeregt unterhalten können.

Der Umgang mit Behörden, Entrümpelungsunternehmen, Vermietern, Angehörigen und Nachbarn bereitet Helfenden zum Teil mehr Probleme als der Umgang mit dem Kranken selbst. Die Interessen sind unterschiedlich, Wertvorstellungen und Erwartungen sind verschieden und ein Verständnis für die erkrankte Person muss oft erst mühsam aufgebaut werden.

Hauruckaktionen zur Entmüllung führen leicht zu einem dauerhaften Vertrauensbruch. Stattdessen behutsam die wichtigsten Probleme angehen, manchmal in Kooperation mit anderen. Vereinbaren, wer sich um was kümmert!

Unterstützung für Angehörige

Als Familienangehöriger einen demenzkranken Menschen über längere Zeit zu betreuen ist mit einer enormen zeitlichen, psychischen und physischen Belastung verbunden, ganz besonders dann, wenn die Betreuung vorwiegend von nur einer Person übernommen wird. Nicht umsonst spricht man oft davon, dass von einer Demenzerkrankung meist mindestens zwei Personen betroffen seien, der Kranke selbst und der betreuende Angehörige. In dem Zusammenhang kommt systemischen Sichtweisen eine besondere Bedeutung zu. Es ist wichtig, zu berücksichtigen, dass das Erleben und das Verhalten von Angehörigen und Erkrankten in einem engen Wechselspiel zueinander stehen.

Akzeptanz

Zu Beginn der Erkrankung ist es für die Angehörigen vor allem schwer, die Krankheit als solche zu erkennen und anzunehmen. Sie verhalten sich dem Kranken gegenüber entsprechend ihren Gewohnheiten und machen gerade dadurch viele Fehler, die zu Spannungen, gegenseitigem Misstrauen, Enttäuschungen und allgemein zu einer Belastung der gemeinsamen Beziehung führen: »*Du* hast doch den Termin vergessen, nun wirf mir nicht vor, einen Fehler gemacht zu haben!«, »Du musst dich halt richtig bemühen, streng dich doch an, dann kannst du das!«. Oder auch: »Ich verlege dir doch die Schlüssel nicht, warum beschuldigst du mich? Du behandelst mich so schlecht.« Unter wiederholten gegenseitigen Vorwürfen und Anschuldigungen leidet die Beziehung zunehmend.

VERÄNDERUNGSBEREITSCHAFT Selbst wenn die Demenzerkrankung erkannt ist, fällt es Angehörigen noch schwer, sich von den gewohnten Umgangsweisen zu lösen. Diese haben sich meist über viele Jahre hinweg eingespielt. Sich umzugewöhnen, braucht Zeit. Auch die Sorge um den Verlust des Vertrauten in der Beziehung kommt hinzu. Krankheitszeichen und auch die Diagnose werden so zunächst oft ausgeblendet, manchmal auch gegenüber anderen verheimlicht. Dies kann zunächst schützen und dabei helfen, sich in kleinen Schritten auf die Veränderungen einzustellen. Um neue Umgangsweisen zu entwickeln und einzuüben und um Verständnis für die Beeinträchtigungen des Partners oder Elternteils zu finden, ist es jedoch wichtig, die Erkrankung und ihre Auswirkungen auf das tägliche Leben und Zusammenleben nach und nach anzunehmen.

TRAUER UND SCHMERZ Trauer oder Schmerz sind ein Teil dieser Veränderung und Umstellung. Man möchte den Kranken in seiner gewohnten, geliebten und geschätzten Art behalten. In einer belastenden Situation erhoffen und wünschen wir uns zudem den Beistand und die Unterstützung des Partners oder Elternteils in gewohnter Weise. Dieser kann die Unterstützung jedoch kaum mehr erbringen. Aufgrund der kognitiven Beeinträchtigungen fällt es ihm schwer, sich verständnisvoll in eine komplexe Problemlage einzudenken und einzufühlen. Kann er die eigenen Beeinträchtigungen zudem nicht wahrnehmen oder lastet sie projektiv anderen an, dann sind gemeinsame Problemlösungen noch schwerer. Angehörige fühlen sich daher oft allein oder auch im Stich gelassen, wenn sie zunehmend Verantwortung für den erkrankten Angehörigen und sich selbst übernehmen müssen.

Der Verlust der bis dahin gültigen Lebens- und Zukunftsplanung kann von Angehörigen sehr schmerzvoll erlebt werden. Innere Auflehnung und Verzweiflung können Reaktionen darauf sein. Auch hier ist es wichtig, Raum und Zeit für die Trauer und den Schmerz zu gewähren. Zugleich sollte der Blick nicht zu sehr in die Zukunft gerichtet werden, sondern auf die aktuelle Lebenssituation und deren Bewältigung. Mit der schrittweisen Auseinandersetzung und Akzeptanz eröffnen sich neue Möglichkeiten, das Leben zu gestalten und zu genießen. Der kranke Partner oder Elternteil kann mit seiner Demenzerkrankung angenommen werden und bleibt als Mensch und auch in vielen Wesenszügen erhalten. Manchmal werden sogar neue liebenswerte Seiten an ihr oder ihm entdeckt oder man findet Zugänge zueinander vor allem auf emotionaler Ebene, die zuvor nicht so ausgeprägt waren. Entlastung und Unterstützung von außen oder durch weitere Familienangehörige können und sollten frühzeitig aufgebaut und organisiert werden. Es braucht unter Umständen Zeit, Geduld und auch etwas diplomatisches Geschick, damit der Kranke die Unterstützung annehmen kann und sie nicht als Entmündigung oder Abwertung empfindet.

SCHULDGEFÜHLE Entlastende Gespräche mit der Möglichkeit, die Angst, Trauer, Wut und Enttäuschung zum Ausdruck zu bringen, sind eine wertvolle Hilfe für Angehörige und oft wichtiger als Ratschläge und Informationen. Gute Ratschläge von wenig erfahrenen Personen werden von Angehörigen oft als wenig hilfreich erlebt, teilweise sogar als Vorhaltungen oder Ausdruck von Desinteresse. So wird die Bemerkung, dass der kranke Angehörige gut aussehe und man sich nett mit ihm unterhalten habe, von Angehörigen oft als Missachtung und Unverständnis in Bezug auf das Ausmaß der Belastungssituation des Angehörigen aufgefasst. Die Bemerkung einer Nachbarin »Ihre Mutter hat heute schon wieder bei uns geläutet und nach etwas gefragt, sie hatte ganz verschmutzte Kleidung an« wird schnell als Kritik und Appell verstanden, sich als Tochter mehr um die Mutter zu kümmern und die Störungen zu unterbinden. Angehörige haben oft Schuldgefühle oder ein schlechtes Gewissen, sich nicht ausreichend zu kümmern. Zudem werden die Belastungen von Außenstehenden oft zu wenig wahrgenommen.

Viele Angehörige, insbesondere Lebenspartner, befinden sich bereits selbst in hohem Alter. Für ältere Menschen sind Veränderungen, wie sie sich durch die Demenzerkrankung des Partners ergeben, eine besondere Herausforderung. Ältere Menschen brauchen mehr Zeit, um sich auf Veränderungen einzustellen. Hinzu kommt, dass sie durch eigene Erkrankungen beeinträchtigt sein können. Wenn ein Elternteil sich schwertut, sich auf die Erkrankung des Partners einzustellen, leiden auch die Kinder oft darunter. Ihre besorgten Ratschläge, etwa Hilfe von außen anzunehmen, können die Eltern nur schwer zulassen. Hilfe anzunehmen bringt Veränderungen mit sich und ist mit Aufwand verbunden oder wird sogar als zusätzliche Belastung erlebt. Der betreuende Elternteil möchte entsprechend alles tun, um das Leben möglichst in den gewohnten Bahnen zu erhalten.

Die Kinder wiederum ertragen das Klagen der Eltern oder des betreuenden Elternteils nur schwer und fühlen sich in der Verantwortung, Hilfe zu leisten und für Unterstützung zu sorgen. Manchmal bitten die Eltern auch um Unterstützung, aber ausschließlich durch die Kinder. Dies kann diese unter Druck setzen. Sie fühlen sich sehr hilflos und sind besorgt. Manchmal geraten auch die Kinder untereinander als Geschwister in Konflikt, weil sie unterschiedlich mit der Situation umgehen oder sich gegenseitig beschuldigen, nicht das Richtige zur Unterstützung der Eltern zu tun. Klärende Gespräche bei einer sachkundigen Beratungsstelle, gegebenenfalls auch mit mehreren Kindern gemeinsam oder auch zusammen mit dem betreuenden Elternteil, können dann hilfreich sein. Es geht häufig darum, Verständnis untereinander für die jeweilige Sichtweise sowie die Sorgen zu schaffen. So können gemeinsame Entscheidungen und Umgangsweisen gefunden und die Situation, die oft keine einfachen Lösungen zulässt, kann von allen gemeinsam besser getragen werden.

ISOLATION Zunehmende Isolation ist ein weiteres Problem vieler Angehöriger. Nur wirklich gute Freunde bleiben erhalten. Andere ziehen sich zurück, weil sie mit dem Kranken nicht zurechtkommen, unsicher sind, wie sie mit ihm umgehen sollen, und gemeinsame Aktivitäten in der bisherigen Form oft nicht mehr möglich sind. Manchmal spielt auch Scheu vor der Erkrankung eine Rolle. Somit dreht sich für den betreuenden Angehörigen das Leben immer mehr um die Betreuung und Sorge. Die Aufmerksamkeit für den Kranken, die Orientierung des Tagesablaufs an seinen Bedürfnissen sowie alle anderen Aufgaben, die nun allein zu übernehmen sind, erfordern viel Zeit und Energie.

Ältere Ehepartner wollen unter Umständen die noch verbleibenden Jahre mit dem kranken Partner gemeinsam verbringen und opfern dafür all ihre Energie. Dieses Bedürfnis sollte grundsätzlich anerkannt werden, wenn es dem älteren Menschen sehr wichtig ist. Man kann allerdings darauf aufmerksam machen, dass eine Selbstüberforderung dazu führen kann, dass das Zusammenleben plötzlich nicht mehr aufrechterhalten werden kann. Hilfe anzunehmen kann ein guter Weg sein, um die eigene Kraft zu bewahren und das Zusammenleben möglichst lange zu ermöglichen.

Angehörige konzentrieren sich teilweise so stark auf die Betreuung bzw. sind so durch die Aufgaben gebunden, dass sie ihre eigenen Bedürfnisse und das Maß ihrer Anspannung und Belastung selbst bei großer Überforderung nicht mehr wahrnehmen. In der kontinuierlichen emotionalen Hinwendung zum Kranken und der Bewältigung vieler alltäglicher Aufgaben bemerken sie den Verlust an inneren Ressourcen nicht. Erst wenn die Kraft und die Reserven völlig aufgebraucht sind, werden sie sich ihrer Erschöpfung gewahr. Daher sollten Hilfen immer wieder beständig angeboten werden. Kleine Hilfen und Entlastung können zunächst oft leichter angenommen werden. Spüren Angehörige, dass ihnen Unterstützung guttut, nehmen sie oft weitere Hilfen schrittweise an.

Nehmen Sie Angehörige mit ihren Verlusterfahrungen und mit ihrer Trauer wahr. Ermöglichen Sie ihnen, Schmerz, Trauer und Wut (unter Umständen auch gegenüber dem Kranken) zum Ausdruck zu bringen. Nehmen Sie sich Zeit für Gespräche mit ihnen. Würdigen Sie ihren Einsatz und zeigen Sie Verständnis für ihre Not und ihre Belastungen. Weisen Sie immer wieder und geduldig auf Hilfemöglichkeiten hin und ebnen Sie den Weg zu diesen. Zu Beginn sind niedrigschwellige Hilfen wertvoll, die ohne Risiko erprobt werden können, zum Beispiel eine stundenweise Betreuungshilfe durch Ehrenamtliche.

Belastungen

Aufgrund der dauerhaften Belastung und Anspannung können Angehörige psychosomatische Beschwerden entwickeln, leiden zeitweise unter depressiven Verstimmungen oder zeigen andere Überlastungsreaktionen. Fühlen sich Angehörige in hohem Maße verpflichtet und verantwortlich und haben zudem einen hohen Anspruch an die Betreuung und das Ziel, dass es dem Kranken möglichst gut geht, verstärkt dies die Belastungen. Schuldgefühle, nicht zu genügen oder Fehler zu machen, kommen hinzu. Kann die Krankheit noch wenig angenommen werden, führt auch dies zu Belastungen. Verhaltensweisen des Kranken wie ständige Schuldzuweisungen, Ablehnung, anklammernde Reaktionen oder auch Aggressionen belasten Angehörige zudem erheblich. In Überforderungssituationen können Angehörige aus Hilflosigkeit aggressiv reagieren. Dies kann sogar bis hin zu Misshandlungen führen.

Gab es schwerwiegende Beziehungsprobleme in der Vergangenheit zwischen Angehörigen und Erkrankten, flackern diese häufig in solchen Situationen wieder auf. Bei ungelösten oder belastenden Beziehungsproblemen kann Angehörigen eine psychotherapeutische Begleitung helfen. Diese bietet die Möglichkeit, Gefühle und Verletzungen in einem geschützten Rahmen und außerhalb der durch die Demenzerkrankung erschwerten und belasteten Beziehung anzusprechen. Im Rahmen der Gespräche kann auch geklärt werden, ob die Pflege und die Betreuung unter diesen Voraussetzungen überhaupt geleistet werden können.

GEWALT Gewalt in der Pflege ist oft ein Ausdruck großer Belastungen. Diese Gewalt reicht von passiven oder subtilen Verhaltensweisen wie der Vorenthaltung von Zuwendung über Vernachlässigungen bis hin zu tätlich und emotional schädigendem Verhalten. Wurde ein Erwachsener als Kind vom jetzt pflegebedürftigen Elternteil vernachlässigt oder oft ungerecht behandelt und bestraft, dann kann sich ein Bedürfnis nach Vergeltung und »ausgleichender Gerechtigkeit« einstellen. Auch bei Partnern kann es zu ähnlichen Beziehungsverhältnissen kommen.

Pflegenden Angehörigen, die hilflos zu Gewaltreaktionen neigen, sollte nicht moralisierend begegnet werden. Sie brauchen zunächst Verständnis und Anerkennung für ihre Leistungen und auch ihre Not. An zweiter Stelle stehen Handlungsempfehlungen und Unterstützung, um ihre eigenen Belastungsgrenzen anzuerkennen und Entlastungshilfen anzunehmen. Oft sind auch fehlendes Verständnis und mangelndes Wissen über demenzbedingte Fähigkeitseinschränkungen die Ursache für Zwang und Übergriffe. Werden noch vorhandene Fähigkeiten überschätzt oder entsteht die Vermutung, dass der Kranke absichtlich Hilfe verweigert (»sich stur stellt«) und willentlich Schaden und Belastung verursacht, kann auch der Wunsch nach Vergeltung entstehen. > Herausforderndes Verhalten, Seiten 131 f.

Es soll an dieser Stelle nicht unerwähnt bleiben, dass es vereinzelt auch Angehörige gibt, die vorsätzlich gleichgültig, verständnislos oder lieblos handeln. Konkrete Schritte, wie eine Meldung bei Behörden, der Polizei oder dem Amts- und Betreuungsgericht, sind möglich und manchmal unumgänglich.

Ermutigen Sie Angehörige und geben Sie ihnen Raum, um ohne schlechtes Gewissen über negative Gefühle gegenüber dem Kranken sprechen zu können.

Gewalt kann allerdings auch vom Kranken ausgehen, der in seiner Hilflosigkeit oder weil er sich vom betreuenden Angehörigen missachtet oder bevormundet fühlt, diesen unterdrückt, erniedrigt, beschimpft oder verbal und tätlich angreift. Besonders wenn eigene Fehlleistungen und Überforderung projektiv dem betreuenden Angehörigen angelastet werden, ist dies der Fall. Teilweise sind auch schlicht situative Fehleinschätzungen der Kranken eine Ursache von Überreaktionen. Wenn beispielsweise die Unterstützung bei der Intimpflege spontan als bedrohlicher Übergriff erlebt wird oder das spontane Festhalten am Arm vor einem gefährlichen Versuch, eine verkehrsreiche Straße zu überqueren, als tätlicher Angriff aufgefasst wird.

Manche Demenzkranke tendierten bereits vor der Erkrankung zu unkontrolliertem oder aggressivem Verhalten und haben damit Familienmitglieder belastet oder verletzt. Es ist verständlich, wenn Angehörige in diesem Fall eine Betreuung des Kranken ablehnen. Dann benötigen sie unter Umständen zunächst sogar intensive Unterstützung, um sich über ablehnende Gefühle und die im Grunde fehlende Pflegebereitschaft im Klaren zu werden, um sich aus der Betreuung lösen zu können.

Betreuende, die von einem nun demenzkranken Elternteil als Kind wenig Zuwendung erhielten, können ein Nachholbedürfnis an Zuwendung entwickeln. Dadurch kann sich zunächst eine hohe Pflegemotivation einstellen, die unbewusst mit der Hoffnung verknüpft ist, durch die jetzige Unterstützung des Elternteils doch noch die ersehnte Zuwendung zu erhalten. Häufig können diese Bedürfnisse jedoch nicht erfüllt werden. Opfert sich die pflegende Person unter Umständen sehr in der Pflege und Betreuung auf, kann dies zur weiteren Enttäuschung führen, wodurch offene oder unterdrückte Wut gegenüber dem Elternteil entstehen kann. Das pflegende Kind sollte sich über seine unerfüllten Bedürfnisse im Klaren werden und den Zusammenhang mit der eigenen Pflegemotivation erkennen. Das Bedürfnis kann ähnlich wie im Kontakt mit Demenzkranken »validiert« werden. > Validation, Seiten 77 f., 85, 107

SCHULDGEFÜHLE Schuldgefühle, schlechtes Gewissen, Scham und Zukunftsängste werden häufig von Angehörigen in Beratungsgesprächen geäußert: »War ich dem Kranken gegenüber schon wieder ungerecht?«, »Müsste ich mich nicht noch mehr kümmern?«, »Ich kann meine Mutter doch nicht in ein Pflegeheim geben, heute ging es doch wieder ganz gut«, »Wird der Wechsel ins Heim nicht zu einem großen Einbruch in ihrer Verfassung führen?« – solche und ähnliche Fragen beschäftigen Angehörige immer wieder.

Schuldgefühle stellen sich oft bei einer Verschlechterung des Krankheitszustands ein. Angehörige befürchten dann, nachlässig in der Betreuung gewesen zu sein oder Fehler gemacht zu haben. Schuldgefühle werden zum Teil auch auf andere projiziert, zum Beispiel auf die Mitarbeiter der Tagespflege oder des Pflegeheims, die den eigenen Ansprüchen an die Betreuung nicht genügen. Über diese Themen offen in Gesprächskreisen oder in der Beratung sprechen zu können, entlastet und hilft dabei, Veränderungen anzunehmen. Wichtig ist, Angehörige für Geleistetes immer wieder zu bestätigen und ihnen Anerkennung zu vermitteln. Dies reduziert das Gefühl, nicht zu genügen oder zu wenig zu tun.

Häufig bestehen ambivalente Gefühle und Haltungen zwischen der Hinwendung zum und der Abwendung vom Kranken, zwischen Mitgefühl und aggressiven Impulsen durch Überforderung sowie zwischen zulassender und kontrollierender Haltung. Dies auszuhalten ist schwer und kann zu Anspannung bis hin zu innerer Zerrissenheit führen. In der Beratung und in Gesprächskreisen können widersprüchliche Gefühle und widerstrebende Haltungen angesprochen und zum Ausdruck gebracht werden. Sie sind Teil einer komplexen und emotional belastenden Situation. Es gibt kein »richtig oder falsch« und kein »gut oder verwerflich«. Es geht vielmehr darum, ambivalente Gefühle und Haltungen als verständliche Reaktionen und Tendenzen anzunehmen. Wertfrei darüber sprechen zu können und Verständnis zu erfahren ist hilfreich.

Regen Sie Angehörige dazu an, sich ihrer Motive und Bedürfnisse in Zusammenhang mit der Betreuung und Pflege eines Angehörigen bewusst zu werden und sich gegebenenfalls damit auseinanderzusetzen. Schuld- und Verpflichtungsgefühle, Versagensängste und auch ambivalente Gefühle sind häufig vorhanden. Auch der Wunsch, etwas zurückzugeben, was man selbst einmal etwa an Zuwendung erhalten hatte, ein gegenseitiges Versprechen, das man sich gab, oder ein eigenes Bedürfnis nach Zuwendung können eine Rolle spielen.

SYMBIOSE Durch die emotionale Bedürftigkeit des Kranken und die sich entwickelnde »umsorgende« Betreuung entstehen symbiotische Beziehungsaspekte. Der Demenzkranke gerät zunehmend in eine schutz- und sorgebedürftige »kindliche« Rolle, während der betreuende Angehörige Funktionen einer sorgenden Mutter oder eines Vaters übernimmt. Die Transaktionsanalytikerin Edda Klessmann beschreibt dies treffend in ihrem Buch über die Betreuung ihrer demenzkranken Mutter, das den Titel trägt *Wenn Eltern Kinder werden und doch die Eltern bleiben. Die Doppelbotschaft der Altersdemenz* (Klessmann 2012).

Rollenkonflikte

Der Psychoanalytiker Jens Bruder, der sich bereits in den Achtzigerjahren als einer der Ersten mit der psychischen Situation pflegender Angehöriger befasste, spricht von der »filialen Reife« als Entwicklungsschritt bei der Übernahme der Pflege der Eltern (Bruder 1998). Damit ist gemeint, dass pflegende Kinder Schritt für Schritt eine Rollenveränderung durchleben und ein gewisses Maß an »reifer Distanz« von den Eltern erreichen, um zu einem demenzkranken Elternteil eine gute (Pflege-)Beziehung zu ermöglichen. »Filiale Reife« bedeutet, zwar das Kind seiner Eltern zu bleiben mit allen Gefühlen und Erinnerungen, die damit verbunden sind, zugleich aber auch das eigene Rollenverständnis so weit zu verändern, dass eine verantwortlich fürsorgende Rolle gegenüber den Eltern möglich wird. Ungeachtet dessen sind regressive Tendenzen (sich wie ein Kind zu fühlen oder das Zurückgehen in die Kind-Rolle) aufgrund der schmerzlichen Erfahrung durch die Demenzerkrankung eines Elternteils häufige und verständliche Reaktionen gerade zu Beginn der Übernahme von Betreuung und Pflege.

Auch bei Ehepaaren kann es zu Rollenveränderungen kommen. Wenn zum Beispiel ein langjährig in der Beziehung sehr bestimmender Partner demenzkrank wird, muss der gesunde Partner, der sich bis dahin leiten ließ, zunehmend Verantwortung und Führung in der Beziehung übernehmen. Dazu braucht er unter Umständen Unterstützung und Ermutigung. Fühlt sich der erkrankte Partner dann unterlegen oder seiner Autonomie und Führungsrolle beraubt, braucht es Geschick, um ihm einerseits Anerkennung und Wertschätzung zu vermitteln, andererseits die notwendigen Aufgaben und die Verantwortung auch für ihn mitzuübernehmen. Solche Pflegebeziehungen können sehr herausfordernd sein. Auch braucht es dann eine gewisse Beharrlichkeit und ein wachsendes Durchsetzungsvermögen, um wichtige Hilfen und Unterstützung von außen zu organisieren.

GESCHLECHTSSPEZIFIK Bei pflegenden Kindern ergibt sich häufig ein Spannungsfeld zwischen einerseits der Betreuung eines Elternteils und andererseits der Ausrichtung auf den eigenen Beruf, den Partner, die Kinder oder die Freunde. Frauen sind zwar eher gewohnt, vielseitig zu sein, jedoch können die Anforderungen an die Betreuung eines demenzkranken Angehörigen schnell an die Belastungsgrenze führen. Täglich mehrfach sorgenvolle und fordernde Anrufe der Mutter während der Arbeit oder aber ein Vater, der zu Hause kaum länger als zwei Stunde allein gelassen werden kann, fordern Energie, die an anderer Stelle nicht mehr zur Verfügung steht.

Familiäre Netzwerke und die Verteilung der Betreuung auf mehrere Schultern sind sehr hilfreich, lassen sich jedoch in der Realität oft nicht so verwirklichen, dass die Anforderungen gut verteilt sind. Frauen fühlen sich in ihrer sozial und fürsorglich geprägten Rolle oft besonders verpflichtet, die Betreuung zu übernehmen. Der Bedarf an und der Anspruch auf eigene Entlastung werden dann zuweilen zu wenig wahrgenommen, eingefordert und realisiert.

Männern fällt es häufig schwer, die emotionalen Aspekte und die Beziehungsebene zum demenzkranken Angehörigen ausreichend mit einzubeziehen. Bei dem Versuch, sich sachlich und vernunftbezogen mit dem Kranken auseinanderzusetzen, stoßen sie gegebenenfalls unerwartet an Grenzen. Pflegerische Tätigkeiten und die Übernahme des Haushalts stellen teilweise ungewohnte Anforderungen für Männer dar. Jedoch fällt es ihnen unter Umständen leichter, manche Probleme und Zukunftsplanungen sachlicher und gelassener anzugehen und zu entscheiden.

Je enger und näher die Beziehung zwischen betreuenden Angehörigen und Demenzkranken wird, desto mehr sind beide aufeinander bezogen. Nähe und Intensität sind in der Betreuung Demenzkranker erforderlich und wertvoll, doch sollten bereits früh auch weitere Personen in die Betreuung integriert werden, um die notwendigen Freiräume und Erholungspausen zu ermöglichen, die auf lange Sicht wichtig sind.

Begleiten Sie Angehörige behutsam bei Veränderungen in ihrem Rollenverständnis. Solche Veränderungen brauchen Zeit. Rollenkonflikte können zusätzliche Belastungen bringen. Helfen Sie bei der Klärung und beim Bewusstmachen der Ursachen.

FREMDE HILFEN Angehörige haben oft Skrupel oder Hemmungen, die Betreuung und Fürsorge einem anderen zu übertragen oder von anderen anzunehmen. Einen fremden Menschen in der Wohnung zu haben und die Scham, sich hilfebedürftig zu zeigen oder anderen die Betreuung nicht zutrauen zu können, sind oft Gründe, fremde Hilfe nicht anzunehmen. Auch Ängste, dass anderen die Betreuung besser und leichter gelingen könnte, dass sie mehr Zuneigung vom Kranken erhalten könnten, oder aber der starke Wunsch, die Betreuung aus eigener Kraft bewältigen zu wollen, sind weitere Gründe für die Ablehnung von Hilfe. Für einen Angehörigen ist es oft beschämend, wenn sich der Kranke gegenüber einer freundlichen Helferin plötzlich ausgesprochen charmant verhält, während er gegenüber dem angespannten und belasteten Angehörigen ablehnende Reaktionen zeigt.

Helfende müssen den Angehörigen gegenüber verständlich machen, dass das veränderte positive Verhalten des Kranken im Kontakt mit einer nur besuchsweise anwesenden Person typisch ist und weder auf eine Bevorzugung des Besuchs noch auf eine Ablehnung des Angehörigen zurückzuführen ist. Nahe Angehörige, die sich aufopfernd kümmern, sind leider meist auch die besten »Blitzableiter« für allen Unmut und jegliche Unzufriedenheit, die sich beim Kranken anstauen und für die ihm keine geeigneten oder reiferen Umgangs- und Verarbeitungsmöglichkeiten mehr zur Verfügung stehen. Außerdem können Fremde dem Kranken ausgeruht begegnen und müssen ihm gegenüber meist keine unangenehmen Aufgaben übernehmen. Da möchte sich der Kranke dann auch selbst von der besten Seite zeigen.

In der Praxis kommt es leider zuweilen zu schlechten Erfahrungen mit Hilfeangeboten. Eine einzelne schlechte Erfahrung kann dazu führen, dass keine weiteren Möglichkeiten mehr erprobt werden. Haben die betreuenden Angehörigen nach einem einwöchigen Kurzzeitpflegeaufenthalt des Kranken wochenlang mühsam damit zu tun, dass der Kranke wieder selbstständig zur Toilette geht und in seinen gewohnten Rhythmus kommt, dann war die einwöchige Entlastung kaum hilfreich. Ebenso ist ein Pflegedienst, der unregelmäßig und vielleicht auch mit häufig wechselnden Mitarbeitern zwischen 9 und 11 Uhr zur morgendlichen Unterstützung der Pflege kommt, nur bedingt hilfreich.

Entlastungsangebote müssen Angehörigen immer wieder nahegebracht und Befürchtungen und Probleme in Zusammenhang mit ihnen müssen besprochen werden. Zur Betreuung durch fremde Personen sollte ein möglichst niederschwelliger Einstieg gesucht werden. Das Angebot sollte dem Kranken nicht als notwendige Betreuung vermittelt, sondern zum Beispiel als interessante Unternehmung schmackhaft gemacht werden. Ein Helfer kommt nicht als Begleitung zum Spaziergang, sondern ist selbst bedürftig und sucht einen Partner für Spaziergänge. Wir müssen beim Initiieren von Hilfen auch validierend die Bedürfnisse und Antriebe im Blick behalten.

Bahnen Sie Entlastungshilfen für Angehörige gut überlegt an, damit sich gute Chancen für eine wirkungsvolle Unterstützung ergeben. Mehrere Fehlversuche entmutigen Angehörige schnell.

Aus vielen Studien geht hervor, dass problematische emotionale Verhaltensreaktionen Demenzkranker die gewichtigsten Belastungsfaktoren für nahe Angehörige sind. Dazu gehören Ängste, abwehrende und aggressive Reaktionen, Vorwürfe, anklammerndes Verhalten und depressive Reaktionen. Der Umgang damit ist immer auch ein wichtiges Thema in der Beratung und in Gesprächskreisen für Angehörige.

Im weit fortgeschrittenen Stadium der Erkrankung nehmen pflegerische Aufgaben zu, während der Umgang meist einfacher wird.

Angehörige von Demenzkranken stehen in mehreren Spannungsfeldern: Sie sollen noch vorhandene Fähigkeiten des Kranken fördern und erhalten, werden aber immer wieder entmutigt, weil die Erkrankung trotz aller Bemühungen fortschreitet. Vor allem nahe Angehörige verlieren die selbstverständliche Sicherheit und Geborgenheit in der gemeinsamen Beziehung, gleichzeitig sollen sie aber dem Erkrankten Sicherheit und Geborgenheit vermitteln. Angehörige müssen von vertrauten Zügen des Erkrankten Abschied nehmen, sollen sich ihm aber zugleich immer wieder neu in seinen Veränderungen zuwenden. Sie sollen für sich selbst sorgen, werden aber täglich sehr gefordert.

Zur wichtigsten Grundhaltung für Angehörige trotz aller Belastungen gehört es, möglichst ausgeglichen und geduldig zu bleiben. Dies kann beispielsweise in entsprechenden Situationen auch durch einfache selbstsuggestive Sätze geschehen wie: »Uns kann jetzt nichts aus der Ruhe bringen«, »In der Ruhe liegt die Kraft«, »Erst denken, dann handeln«, »Mit Geduld geht alles besser« oder »Die Welt geht davon nicht unter«.

BEISPIEL

> Als eine Tochter nach Hause kommt, sieht sie, dass ihre demenzkranke Mutter großes Durcheinander in der Wohnung angerichtet hat. Daraufhin geht sie erst wieder nach draußen und sagt zu sich: »Erst mal langsam bis zehn zählen.« Dann kehrt sie in die Wohnung zurück und lobt die Mutter dafür, dass sie so gründlich aufgeräumt hat.

Es geht nicht darum, ständig geduldig und gelassen sein zu können. Im Gegenteil: Nachsicht und Rücksicht in Bezug auf die eigenen Belastungsgrenzen und eigene Überreaktionen sind ebenso wichtig. Angehörige sollten für sich selbst dasselbe Verständnis aufbringen, wie sie es für das erkrankte Familienmitglied tun.

Die Betreuung Demenzkranker in der Familie erfordert viel Kraft und Hingabe und ist ohne geeignete Entlastungshilfen und kompetente Beratung kaum zufriedenstellend zu leisten. Angehörige brauchen zudem andere Menschen, die ihnen zuhören und ihnen Verständnis entgegenbringen.

Unterstützen Sie Angehörige dabei, sich der verschiedenen Spannungsfelder bewusst zu werden, in denen sie stehen. Bereits dies kann ihnen helfen, sich weniger zerrissen zu fühlen oder zumindest zu verstehen, wodurch diese Gefühle entstehen. Ein besseres Verständnis dafür hilft Angehörigen, auch besser abwägen zu können, Entscheidungen zu treffen und Prioritäten zu setzen.

Die Betreuung eines demenzkranken Menschen kann für Angehörige aber durchaus auch bereichernd sein. Die Zeit mit dem kranken Angehörigen kann nämlich trotz der Belastungen eine intensive gemeinsam erlebte Zeit sein. Grundeinstellungen zum Leben können unter Umständen neu ausgerichtet und vertieft werden.

Hilfen für Angehörige sind:

- zugehende Beratung und Unterstützung,
- Gespräche, Verständnis und Anerkennung,
- Ausdruck von (ambivalenten) Gefühlen und Haltungen ermöglichen,
- Wissen über die Krankheit und Verständnis für den Umgang,
- Übungsmöglichkeiten und Kurse zum Umgang,
- praktische Entlastung bei der Betreuung,
- Hilfe und Entlastung bei administrativen Tätigkeiten (Anträge und Widersprüche schreiben, Vermittlung von Hilfen)
- Informationen über medizinische und (leistungs-)rechtliche Fragen (medikamentöse Behandlung, Vorsorgevollmacht, Haftung u. Ä.),
- psychotherapeutische Unterstützung.

Informationen über Beratungsangebote, Gesprächskreise und Betreuungshilfen sind auf den Internetseiten der Alzheimer-Gesellschaften zu finden. Informative Texte zur Beratung von Angehörigen, auch zu rechtlichen und finanziellen Fragen, und zu Leistungen der Pflegeversicherung sind zu finden unter: www.alzheimerberatung-stuttgart.de.

Für sich selbst etwas tun – Schlussbemerkung

In der täglichen Praxis der Betreuung Demenzkranker und der Beratung von Angehörigen stellen sich viele weitere Fragen, auf die im Rahmen dieses Buchs nicht eingegangen werden konnte. Zu vielen dieser Themen gibt es jedoch bereits gut aufbereitete Ratgeber und Informationen, so auch auf der Website der Beratungsstelle des Verfassers (www.alzheimerberatung-stuttgart.de).

Wer sich bei der Betreuungsaufgabe selbst unterstützen will, findet dazu viele Möglichkeiten. Für Angehörige werden vielerorts Gesprächskreise mit fachlicher Begleitung angeboten, ebenso gibt es Kursangebote beispielsweise über die Alzheimer-Gesellschaften, über Krankenkassen und Pflegedienste. Auch das Beratungsangebot ist mittlerweile vielfältig. Die sogenannten »Pflegestützpunkte« sind bundesweit aufgebaut und beraten zu allen Fragen in Zusammenhang mit der Pflege und Betreuung von Familienangehörigen. Darüber hinaus gibt es spezielle Demenzberatungsstellen, gerontopsychiatrische Beratungsdienste und auch die Alzheimer-Gesellschaften bieten häufig Beratung an. Fachkräften und Pflegediensten stehen die Beratungsangebote meist ebenso offen. Alzheimer-Gesellschaften bieten teilweise auch Vortragsveranstaltungen an, die kostenfrei besucht werden können.

Wer als Fachkraft Schulungen sucht, findet bei Wohlfahrtsverbänden und Fortbildungsinstituten im Bereich der Altenpflege und der Gerontopsychiatrie vielfältige Angebote. Auch Alzheimer-Gesellschaften bieten Fortbildungsseminare an. Empfehlenswert für Praktiker und gegebenenfalls auch für Angehörige sind zum Beispiel Fortbildungen zu

Kinästhetik in der Pflege und zu Basaler Stimulation. Der praktische Nutzen und die Umsetzungsmöglichkeiten in der täglichen Betreuung können hoch sein. Speziell auf Menschen mit Demenz ausgerichtete Fortbildungen für Fachkräfte gibt es auch im Bereich der Kunst-, Musik- und Tanztherapie sowie bei Bewegungsangeboten. Gute praktische Anregungen findet man zum Beispiel über das Konzept der MAKS-Therapie (motorisch, alltagspraktisch, kognitiv, sozial). Sie ist ein neuerer multimodaler Ansatz mit vielen praktischen Anwendungsmöglichkeiten (im Internet unter dem Begriff zu finden).

Ebenso kommen technische Entwicklungen. So wurde beispielsweise eine spezielle Software für Tablets zur Anregung und Aktivierung durch Fachkräfte entwickelt, die sowohl von leicht demenzkranken Menschen als auch von Betreuenden auf einfache Weise genutzt werden kann. GPS-Tracker, die nicht mehr teuer sind, ermöglichen desorientierten Menschen Bewegungsfreiheit.

Wer sich selbst etwas Gutes tun und damit zugleich wichtige Grundhaltungen für die Betreuung demenzkranker Menschen einüben möchte, profitiert von Angeboten und Kursen zu Themen wie Achtsamkeit, Entspannungsübungen. Auch religiöse und spirituelle Themen sind wichtig.

Versuchen Sie mit Demenzkranken auch immer mal etwas zu tun, was Ihnen selbst Freude bereitet. Springt ein Funke über, haben Sie gemeinsam ein schönes Erlebnis. Wenn Sie gut bei sich und mit sich selbst sind, wirkt das auch positiv auf Menschen mit Demenz. Vergessen Sie nicht, für sich selbst für Ausgleich und Erholung zu sorgen. Die Zeit, die Sie ohne demenzkranke Menschen verbringen, ist auch wertvoll für die Zeit, die Sie mit ihnen verbringen.

Ausgewählte Literatur

Adler, C.; Gunzelmann, T.; Wilz, G. (2001): Gruppenarbeit mit Angehörigen von Demenzkranken: Ein therapeutischer Leitfaden. Göttingen.

Berghoff, I. (1999): Förderpflege mit Dementen – Das Selbst-Erhaltungs-Therapie-Konzept (SET). Wiesbaden.

Bernlef, J. (2007): Bis es wieder hell wird. Zürich.

Bienstein, C.; Fröhlich, A. (2021): Basale Stimulation in der Pflege: Die Grundlagen. Bern.

Braun, C. (2008): Verwirrte Ordnung – wenn Demenzkranke »verwahrlosen«. Unveröffentlichtes Vortragsmanuskript.

Bredthauer, D. (2006): Wenn Verhaltensprobleme die Betreuung von Demenzpatienten erschweren. In: *MMW-Fortschritte Medizin,* H. 51–52, **S. 38–42.**

Bruder, J. (1998): Beratung und Unterstützung von pflegenden Angehörigen demenzerkrankter Menschen. In: Kruse, A. (Hg.): Intervention – Psychosoziale Gerontologie. Göttingen, S. 275–295.

Ehrhardt, T.; Plattner, A. (1999): Verhaltenstherapie bei Morbus Alzheimer. Göttingen.

Engel, S. (2011): Alzheimer & Demenzen. Die Methode der einfühlsamen Kommunikation: Unterstützung und Anleitung für Angehörige. Stuttgart.

Falk, M.; Muthesius, D. u. a. (2019): Musik – Demenz – Begegnung: Musiktherapie für Menschen mit Demenz. Frankfurt a. M.

Feil, N. (2005): Validation. Ein Weg zum Verständnis verwirrter alter Menschen. München.

Förstl, H.; Wallesch, C. (Hg.) (2017): Demenzen. Stuttgart.

Forstmeier, S.; Roth, T. (2017): Kognitive Verhaltenstherapie für Patienten mit leichter Alzheimer-Demenz und ihre Angehörigen. Berlin.

Ganss, M.; Linde, M. (2016): Kunsttherapie mit demenzkranken Menschen. Dokumentation des Symposiums »Kunst-Therapie in der Altenarbeit – künstlerische Arbeit mit Demenzerkrankten«. Frankfurt a. M.

Hatch, F. u. a. (2005): Kinästhetik. Interaktion durch Berührung und Bewegung in der Pflege. Bad Soden.

Jahn, T.; Werheid, K. (2014): Demenzen. Göttingen.
James, I.; Jackman, L. (2019): Herausforderndes Verhalten bei Menschen mit Demenz: Einschätzen, verstehen und behandeln. Berlin.
Kastner, U.; Löbach, R. (2018): Handbuch Demenz – Fachwissen für Pflege und Betreuung. München.
Kitwood, T. (2019): Demenz. Der personenzentrierte Ansatz im Umgang mit verwirrten Menschen. Bern.
Klessmann, E. (2012): Wenn Eltern Kinder werden und doch die Eltern bleiben. Die Doppelbotschaft der Altersdemenz. Bern.
Kollak, I. (Hg.) (2016): Menschen mit Demenz durch Kunst und Kreativität aktivieren: Eine Anleitung für Pflege- und Betreuungspersonen. Berlin.
Kooij, C. van der (2007): Ein Lächeln im Vorübergehen – Erlebnisorientierte Altenpflege mit Hilfe der Mäeutik. Bern.
Kooij, C. van der (2019): »Komm doch mal in meine Welt«: Mäeutische Betreuung und Pflege für alternde Menschen mit kognitiven Beeinträchtigungen. Bern.
Lutzeyer, H. (2016): Malen mit alten und demenziell erkrankten Menschen. München.
Markus, U.; Lanfranconi, P. (2002): Morgen ist alles anders ... Leben mit Alzheimer. Basel.
Marx, T. (2007): Aggression bei Demenzkranken. Unveröffentlichtes Manuskript einer Fortbildungsveranstaltung.
Radenbach, J. (2014): Aktiv trotz Demenz: Handbuch für die Aktivierung und Betreuung von Demenzerkrankten. Hannover.
Resch-Kröll, U.; Hojdelewicz, B. (2018): Kinaesthetics in der Pflege: Effektive Bewegung zur Gesundheitsentwicklung. Wien.
Richard, N. (2006): »Woher weißt Du das, Schwester?« (Text zum Download auf www.integrative-validation.de).
Richard, N.; Richard, M.; Gunzelmann, T. (2016): Integrative Validation nach Richard – Menschen mit Demenz wertschätzend begegnen. Bollendorf (nur erhältlich über www.integrative-validation.de).
Romero, B. (2004): Selbsterhaltungstherapie: Konzept, klinische Praxis und bisherige Ergebnisse. In: *Zeitschrift für Gerontopsychologie & -psychiatrie,* 17, S. 119–134.
Romero, B.; Wenz, M. (2018): Therapeutische Empfehlungen für Menschen mit Demenz: Selbsterhaltungstherapie (SET) im Krankenhaus. Stuttgart.
Sanderson, H.; Bailey, G. (2015): Praxishandbuch person-zentrierte Pflege. Bern.

Schaade, G.; Wojnar, J. (2016): Ergotherapeutische Behandlungsansätze bei Demenz und dem Korsakow-Syndrom. Berlin.
Schmidt-Hackenberg, U. (2013): 10-Minuten-Aktivierung als Methode: Ergänzt um die Körpersprache der Dementen. Hannover.
Schützendorf, E. (2009): Wer pflegt, muss sich pflegen: Belastungen in der Altenpflege meistern. Wien.
Sieveking, D. (2013): Vergiss mein nicht: Wie meine Mutter ihr Gedächtnis verlor und ich meine Eltern neu entdeckte. Freiburg i.B.
Urselmann, H.; Georg, J. (2021): Schreien und Rufen: Herausforderndes Vokalisationsverhalten bei Menschen mit Demenz. Bern.
Wojnar, J. (2007): Die Welt der Demenzkranken – Leben im Augenblick. Hannover.

Internetseiten

www.deutsche-alzheimer.de Deutsche Alzheimer Gesellschaft (hier finden sich auch Adressen und Links zu regionalen Alzheimer-Gesellschaften und Beratungsstellen)

www.alzheimerforum.de Internetseite, die von einem engagierten Kreis von Ehrenamtlichen, Fachleuten und betroffenen Angehörigen gestaltet wird

www.alzheimerberatung-stuttgart.de Internetseite der Beratungsstelle des Autors

www.dggpp.de Deutsche Gesellschaft für Gerontopsychiatrie und -psychotherapie e.V.

www.alzheimer-gesellschaft.at Österreichische Alzheimer-Gesellschaft

www.alzheimer-schweiz.ch Schweizerische Alzheimervereinigung

www.bmg.bund.de Bundesministerium für Gesundheit (Publikationen anklicken und als Stichwort »Demenz« eingeben)

www.betanet.de Portal für psychosoziale und sozialrechtliche Informationen im Gesundheitswesen mit guten und aktuellen Informationen (auch zu Demenz)

www.wegweiser-demenz.de Internetseite des Bundesministeriums für Familie, Senioren, Frauen und Jugend mit vielen Informationen